NATALIA LAMOTTE

Chaos, Kinder und Konfetti

NATALIA LAMOTTE

Chaos, Kinder & Konfetti

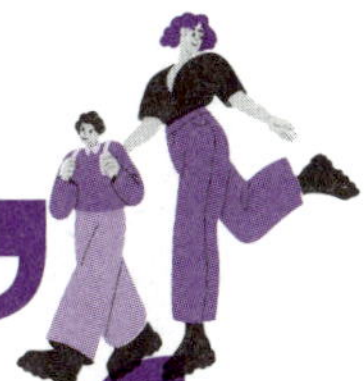

Was neurodivergente Mütter entlastet, stärkt und ihnen neues Selbstbewusstsein schenkt

ADHS, Autismus & AuDHS

KÖSEL

MIX
Papier | Fördert gute Waldnutzung
FSC® C083411

Penguin Random House Verlagsgruppe FSC® N001967

Neumarkter Straße 28, 81673 München
produktsicherheit@penguinrandomhouse.de
(Vorstehende Angaben sind zugleich
Pflichtinformationen nach GPSR.)

Redaktion: Dr. Katharina Theml, Büro Z, Wiesbaden
Umschlaggestaltung: buxdesign | Daniela Hofner unter Verwendung von Motiven von AdobeStock
Innenteilabbildungen: © Good Studio / Adobe Stock.com
Satz: Uhl + Massopust GmbH, Aalen
Druck und Bindung: CPI books GmbH, Leck
Printed in the EU
ISBN 978-3-466-31239-9

www.koesel.de

Inhalt

Vorab

Ein kurzer, aber wichtiger Einschub, bevor du weiterliest:

Dieses Buch erzählt eine subjektive Geschichte – meine. Ich schreibe aus der Perspektive einer weißen cis Frau in einer hetero Beziehung mit Zugang zu bestimmten Ressourcen. Ich weiß, dass viele das nicht haben – und dass Neurodivergenz unter anderen Bedingungen ganz anders aussehen kann.

Auch wenn ich meine Stimme erhebe, will ich damit keine andere übertönen. Neurodivergenz ist vielfältig. Manche leben damit gut, andere brauchen tägliche Unterstützung. Manche sind sichtbar(er), andere werden systematisch übersehen.

Ich verwende in diesem Buch vor allem den Begriff »Mütter«, weil ich aus dieser Rolle heraus schreibe. Viele Erfahrungen und Impulse gelten jedoch ebenso für andere neurodivergente Eltern, die sich in ähnlichen Dynamiken wiederfinden – unabhängig von Geschlecht, Familienform oder Selbstbezeichnung.

Ich wünsche mir, dass du dich – ganz gleich, wie dein Alltag aussieht oder wie viel Kraft er gerade braucht – in diesem Buch gesehen fühlst. Und falls sich etwas utopisch liest, dann liegt das nicht an dir. Sondern an einer Gesellschaft, die noch immer zu wenig Raum schafft für echte Vielfalt, Fürsorge und Teilhabe.

Dieses Buch ist keine Diagnoseanleitung und kein Allheilmittel. Es ist ein Mutgeber. Ein Mutgeber – voller Ideen, Anekdoten und wissenschaftlich fundierter Erkenntnisse.

Wie schön, dass du da bist!

Lesezeit: 3 Min.

Herzlich willkommen in meinem Buch! Ich habe es geschrieben, weil ich es selbst so dringend gebraucht hätte – in einer Zeit, in der ich vieles nicht einordnen konnte. Zwischen dem konkreten Verdacht auf ADHS und der späten Diagnose verschlang ich alles, was ich über weibliche Neurodivergenz finden konnte. Ich fand Wissen, Trost und Aha-Momente, doch eins fehlte mir immer: ein Buch wie dieses.

Ein Buch für Mütter, die gleichzeitig sich selbst und andere regulieren müssen. Für Eltern die funktionieren, obwohl sie innerlich besonders schnell auf Reserve laufen. Für die, die sich fragen, wie Selbstfürsorge bitte in einen Alltag passen soll, wenn oft nicht mal ein Klogang ungestört möglich ist.

Ich wünschte mir konkrete Tipps für einen fremdbestimmten Alltag, flexible Wege statt starrer Pläne. Ich suchte nach Antworten – und stieß meist nur auf ein kurzes Unterkapitel zur neurodivergenten Elternschaft. **Doch ich wollte mehr. Ich wollte, dass unsere Perspektive nicht nur vorkommt, sondern im Mittelpunkt steht.**

Vielleicht fühlst du dich oft »anders«. Denkst schneller, fühlst intensiver, reagierst heftiger und vergisst mehr. Vielleicht fragst du dich, ob das normal ist – und ob es andere gibt, denen es genauso geht.

Die Antwort ist: Ja.

Dieses Buch ist für dich. Es soll dir zeigen: Du bist nicht allein – und du bist goldrichtig, genau so, wie du bist.

Viele von uns entdecken ihre Neurodivergenz erst in der Mutterschaft – manchmal, weil unsere Kinder uns den Spiegel vorhalten. Manchmal, weil der trubelige Familienalltag plötzlich zeigt, was wir vorher gut kompensieren konnten. Eine meiner größten Ängste war die Frage, ob ADHS unsere elterliche Feinfühligkeit so beeinflusst, dass wir unseren Kindern nicht genug geben – oder nicht das, was sie brauchen. Und gleichzeitig geht es auch darum, wie wir lernen können, uns selbst mit mehr Nachsicht zu begegnen, statt uns immer wieder infrage zu stellen.

Dafür wollte ich herausfinden:

1. **Wo liegen die typischen Druckpunkte neurodivergenter Mutterschaft?** Welche Situationen bringen uns an unsere Grenzen und warum? Ist es der permanente Geräuschpegel? Das ständige und oft unfreiwillige Switchen zwischen Aufgaben? Oder die unausgesprochenen Erwartungen, wie eine »gute Mutter« zu sein hat?
2. **Wie beeinflusst unsere besondere Wahrnehmung die Elternschaft?** Viele von uns spüren mehr – schneller, intensiver, unmittelbarer. Das kann Nähe, Freude und Intuition vertiefen, aber auch Überforderung und Reizstress auslösen. Manchmal schweifen wir dadurch auch schneller ab.
3. **Welche inneren Schätze übersehen wir oft bei uns selbst?** Inmitten von Alltag und Chaos gehen sie oft unter: unsere

Kreativität, unsere Empathie, unser Gespür für Ungerechtigkeit oder unsere Fähigkeit, außerhalb der Norm zu denken. Zeit, sie (wieder)zuentdecken.

Ich kann dir deinen Struggle nicht wegzaubern, aber ich kann dir Wege und Abkürzungen zeigen, die entlasten. Wissen zur Verfügung stellen, um deine Herausforderungen besser einzuordnen und zu verstehen. Werkzeuge, die in dein echtes Leben passen. Keine Perfektion, kein Druck – nur Ideen, die du ausprobieren und abwandeln kannst.

Du musst hier nichts leisten. Nur atmen, lesen und fühlen, was zu dir passt. Unser Alltag ist selten durchschnittlich – also brauchen wir auch keine durchschnittlichen Lösungen.

Bevor wir loslegen, schaffen wir gemeinsam ein Verständnis für ein paar zentrale Begriffe und starten mit der Frage:

Was bedeutet Neurodivergenz?

Lesezeit: 1 Min.

Der Begriff **Neurodivergenz** wurde in den 2000ern von der neurodivergenten Aktivistin **Kassiane Asasumasu** eingeführt. Er ist aus dem Konzept der **Neurodiversität** entstanden, das die Soziologin **Judy Singer** in den 1990ern bekannt machte. Während **Neurodiversität** die gesamte Bandbreite neurologischer Vielfalt beschreibt, meint **Neurodivergenz** die Menschen, deren neurologische Entwicklung oder Funktionsweise von dem abweicht, was in unserer Kultur und Gesellschaft als »typisch« oder »normal« gilt.

Diese Abweichung kann sowohl **angeboren** (zum Beispiel Au-

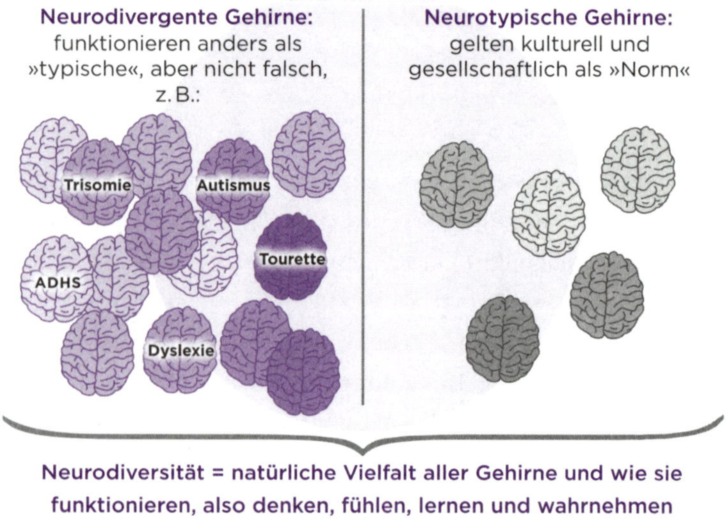

tismus) als auch **erworben** (zum Beispiel posttraumatische Belastungsstörung, PTBS) sein. Dazu gehören Menschen mit einer oder mehreren Diagnosen wie zum Beispiel **ADHS, Essstörungen, Hochbegabung, Legasthenie oder dem Downsyndrom**, aber auch solche ohne formale Diagnose wie **Hochsensible** und **Synästheten**. Kurz gesagt: Es geht um **die Vielfalt der Gehirne**.

Diese zeigt sich in unterschiedlichen Verhaltensmustern, Reizverarbeitungen und Denkweisen und damit in individuellen Stärken, Herausforderungen und Bedürfnissen.

Zwei neurodivergente Menschen können dabei völlig unterschiedliche Erfahrungen machen. Was für eine Person belastend ist, kann für eine andere eine Ressource sein.

Neurodivergent oder neurodivers? Der kleine, aber wichtige Unterschied

Lesezeit: 2 Min.

Immer wieder liest man von einer »neurodiversen Person« – sogar in renommierten Magazinen. Eigentlich müsste es aber **»neurodivergent«** heißen, denn:

- **»Neurodivers«** meint die neurologische Vielfalt einer **Gruppe**.
- **»Neurodivergent«** beschreibt eine einzelne Person, deren neurobiologische Funktion (Wahrnehmung) von der Norm abweicht.

Die Menschheit insgesamt ist also neurodivers, einzelne Menschen dagegen sind entweder **neurotypisch** oder **neurodivergent**.

Ein soziopolitischer Begriff mit Licht und Schatten

Neurodivergenz ist kein medizinischer Begriff, sondern ein soziopolitisches Konzept – ein sogenanntes *Softlabel*. Viele Menschen einer neurologischen Minderheit nutzen es, um sichtbar zu machen: **Hey, ich bin anders, und das ist absolut okay**.

Dieser Begriff schafft Raum dafür, neurologische Unterschiede nicht als Krankheiten oder Defizite zu verstehen, sondern als Teil einer natürlichen menschlichen Vielfalt. Diese soziale Bewegung (Neurodiversitätsbewegung) setzt sich für **Gleichberechtigung, Sichtbarkeit und den Abbau von Diskriminierung** ein.

Der Begriff ist offen und inklusiv und hebt hervor, dass neurodivergente sowie neurotypische Menschen gemeinsam das große Bild der Neurodiversität formen – ein Facettenreichtum, der, inspiriert von der Biodiversität der Natur, all unsere individuellen neurologischen Unterschiede anerkennt und wertschätzt.

Gleichzeitig gibt es aber auch Kritik am Konzept Neurodivergenz:

1. **Ein Label ohne konkrete Unterstützung:** Das Wort »neurodivergent« macht sichtbar, aber es bietet keine direkte Hilfe für die Herausforderungen. Im Gegensatz zu einer Diagnose, die Türen zu konkreten Hilfsangeboten öffnet, während das Label allein keine Lösungen bietet. Besonders Menschen, die auf intensive Unterstützung angewiesen sind, profitieren zunächst wenig davon.
2. **Gefahr der Reduktion:** Manche fürchten, dass der Begriff die neurologische Besonderheit zu stark in den Vordergrund rückt, während andere Fähigkeiten, Interessen und Persönlichkeitsmerkmale übersehen werden.
3. **Verzerrung durch privilegierte Stimmen:** In der öffentlichen Wahrnehmung dominieren meist nur die Stimmen von Menschen, die mit ihrer Neurodivergenz gut leben können. Sie können sich dank Privilegien Gehör verschaffen – und wie ich, sogar ein Buch schreiben. Dadurch entsteht der Eindruck, als könnten alle neurodivergenten Menschen problemlos leben.

Doch das entspricht nicht der Realität. Besonders jene, die stärkere Einschränkungen oder intensive Unterstützung benötigen, bleiben oft unsichtbar. Diese Verzerrung sollten wir stets im Hinterkopf behalten, wenn wir über dieses eigentlich inklusive Konzept sprechen. **Ich schreibe aus meiner Perspektive, aber auch mit dem Bewusstsein: Nicht alle Eltern haben ein unterstützendes Umfeld, körperliche Gesundheit oder einen Partner oder eine**

Partnerin an ihrer Seite. Für viele ist der Alltag durch Pflegeverantwortung, Behinderung oder Alleinerziehendsein noch herausfordernder. Wenn dir das, was ich hier beschreibe, manchmal unerreichbar erscheint, dann liegt das nicht an dir – sondern an Strukturen, die nicht für Gleichberechtigung gemacht sind.

In diesem Buch möchte ich die wertschätzende und inklusive Perspektive der Neurodiversitätsbewegung auf die Vielfalt unserer Gehirne nicht nur einnehmen, sondern in den Vordergrund stellen. Deshalb verzichte ich – mit Ausnahme des Abschnitts zur Geschichte der Diagnostik – bewusst auf Begriffe wie »Symptome« und »Betroffene«, die oft mit Krankheit oder negativem Schicksal assoziiert werden. Stattdessen spreche ich von

- Menschen mit ADHS oder Autismus,
- Autist*innen und
- bevorzuge Begriffe wie »Ausprägungen«, »Merkmale« oder »Besonderheiten«.

Gerade in der Mutterschaft, wenn mentale Belastung, soziale Erwartungen und hormonelle Veränderungen aufeinanderprallen, zeigen sich neurodivergente Merkmale oft intensiver als zuvor.

Dieses Buch ist für all jene, die sich fragen: *Warum ist vieles für mich so herausfordernd – mache ich etwas falsch?*

Spoiler: Es liegt nicht an dir.

Hier geht es nicht darum, etwas »zu heilen«, sondern sich selbst zu verstehen – mit all den Stärken, Schwierigkeiten und Besonderheiten, die neurodivergente Mutterschaft mit sich bringen kann.

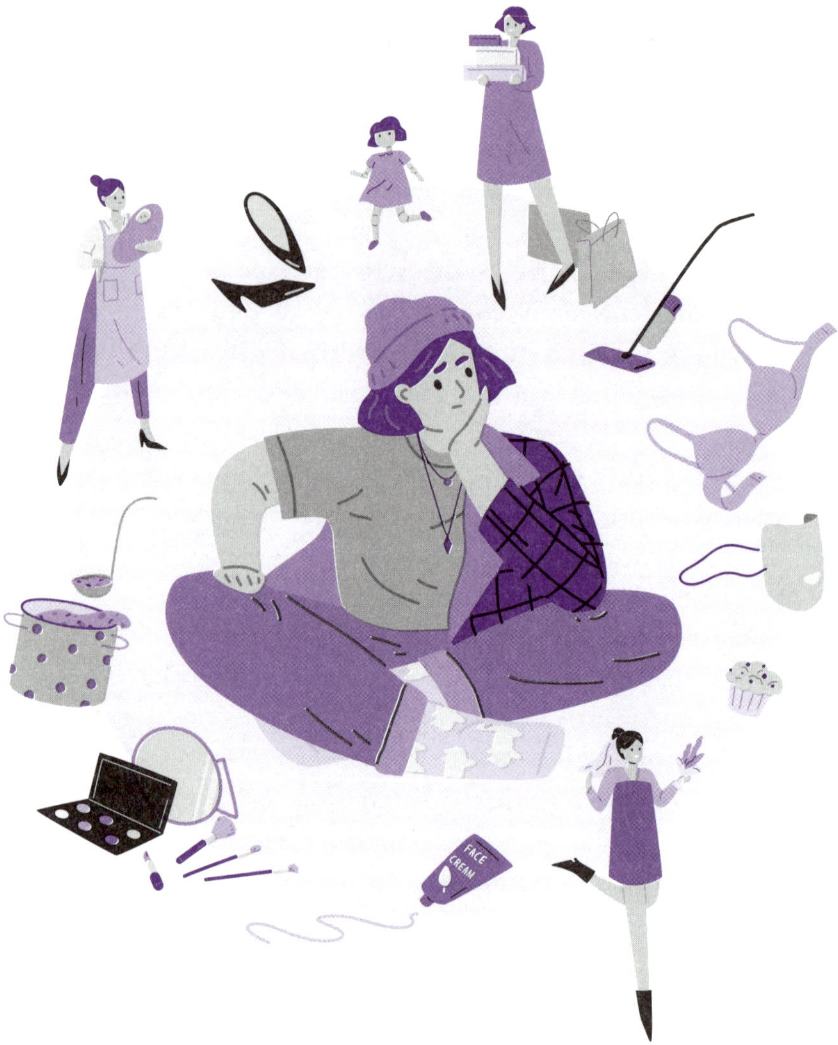
FACE
CREAM

Kapitel 1
Von der Muttertät ins Erkennen – Elternschaft meets Neurodivergenz

Als junge Erwachsene hielt ich mich für entspannt und flexibel – Veränderungen machten mir nichts aus, und meine Emotionen waren relativ ausbalanciert. Dann kamen diese winzigen und unglaublich weichen Menschen in mein Leben, die mit ihren Mittagsschläfchen und Stillphasen meinen Tagesrhythmus bestimmten, als hätte ich nie einen eigenen besessen. Plötzlich war mein Leben streng getaktet und gleichzeitig vollkommen chaotisch. Ich fühlte mich so fremdbestimmt und abhängig wie zuletzt in meiner eigenen Kindheit.

Vielleicht kennst du das Gefühl, erschöpft zu sein, obwohl man nichts wirklich Sichtbares geleistet hat. Ich funktionierte in Dauerschleife, wurde ständig unterbrochen und sah am Ende des Tages trotzdem kein greifbares Ergebnis. Neu war auch das Gefühl, »over touched« zu sein – sensorisch komplett überreizt durch die ständige körperliche Nähe meiner Kinder. Einerseits genoss ich sie, andererseits war sie ein unausweichlicher Teil meines Alltags. Denn mit Kleinkindern gibt es keine persönliche Komfortzone, nur eine gemeinsam genutzte Körperfläche.

Am Ende des Tages wollte ich von niemandem mehr berührt werden oder auch nur jemanden in meiner Nähe haben. Und als wäre das nicht schon genug, wurde ich von Emotionen überrollt, die sich so schnell abwechselten, dass sie manchmal gleichzeitig existierten. In einem Moment dachte ich, ich explodiere gleich vor Wut – im nächsten schmolz ich vor überwältigender Liebe dahin. Besonders in der nie enden wollenden Einschlafbegleitung. **Irgendwann begann ich ernsthaft zu zweifeln, ob mit mir alles in Ordnung ist. So aufgewühlt und gereizt hatte ich mich noch nie erlebt.**

Heute weiß ich: Ich befand mich in einer Übergangsphase – der »Muttertät«[1]. Ähnlich wie die Pubertät, nur dass kaum jemand diesen Begriff kennt, es keine richtige Unterstützung gibt und der absurde Glaube vorherrscht, dass du das Muttersein ganz allein schaffen musst. Am besten instinktiv richtig, souverän und mit einem Dauerlächeln im Gesicht.

Nach meinem turbulenten Studium konnte ich mein angeknackstes Selbstbewusstsein im ersten Job durch Lob und Wertschätzung von Kolleg*innen und Vorgesetzten langsam aufpäppeln. Mein Alltag wirkte die meiste Zeit aufgeräumt, erwachsen und (neurotypisch) unauffällig. Natürlich wollte ich in meiner neuen Rolle als Mutter an diesen Erfolg anknüpfen und auch hier mit Engagement sowie überdurchschnittlicher Leistung glänzen. Fast schon willkommen schien mir da die zusätzliche Herausforderung, nicht nur ein Kind, sondern, Überraschung, bereits elf Monate später gleich ein zweites zu haben.

Mein Plan war klar: Niemand sollte mir das Chaos mit zwei Kindern unter zwei, einem Hund und einem Teilzeitjob anmerken. Auch weil ich fälschlicherweise tief verinnerlicht hatte, dass Überforderung als persönliches Versagen gilt. Immer gut organisiert, entspannt, alles im Griff – und natürlich ohne nennenswerte Hilfe. Genau so wollte ich gesehen werden.

Für die zusätzliche Herausforderung (zwei kleine Kinder unter zwei zu haben) gab es immerhin ab und zu ein »Oh, wow!« von der Gesellschaft – eine Anerkennung, die ich aus der Erwerbsarbeit so sehr vermisste. Außerdem hatte ich mir das alles ja auch selbst ausgesucht, oder? Und wer sich etwas aussucht, der darf sich dann nicht auch noch beschweren.

Doch jedes Mal, wenn die Haustür hinter mir ins Schloss fiel, stürzte mein sorgfältig aufgebautes Kartenhaus in sich zusammen. Ich scheiterte an meinen eigenen, viel zu hohen Ansprüchen – immer wieder, jeden Tag, jede Stunde.

Zufallsdiagnose durch Elternschaft

Lesezeit: 11 Min.

Ich weiß noch, wie erleichtert ich war, als ich es in der Oberstufe endlich geschafft hatte, mich nach Jahren des knappen Durchkommens zu organisieren (auch wenn ich trotzdem immer einen Tag zu spät mit dem Lernen begann). Endlich hatte ich im Sommer vor Notenschluss keinen Stress mehr mit freiwilligen Referaten, extra Hausarbeiten und allem, was mir sonst noch irgendwie ein paar Punkte retten konnte.

Mit einem überraschend guten Abitur und dem Gefühl, unsterblich zu sein, startete ich an der Uni – nur um drei Semester später schmerzhaft zu realisieren, dass man wirklich exmatrikuliert wird, wenn man dreimal in »Investition und Finanzierung« durchfällt. Es dauerte vier weitere Semester, bis ich mit dem Uni-Leben warm wurde, aber dann blieb ich es bis zum Diplom.

Auch der Übergang in die Elternschaft erforderte zunächst eine Unmenge an Anpassung und Organisation – beides Dinge, die viele ADHSler*innen *lieben*. Gleichzeitig müssen gefühlt jeden Tag lebensverändernde Entscheidungen für mindestens einen weiteren Menschen getroffen werden. Und ständig wird dir suggeriert, dass jede einzelne davon verheerende Folgen für das gesamte Leben oder den Charakter deines Kindes haben könnte.

So habe ich es jedenfalls empfunden: Es gab kein Richtig oder Falsch – nur Falsch. Egal, ob es um Nahrung, Schnuller oder Schlaf ging. Beim ersten Kind hatte ich ein megaschlechtes Gewissen, weil ich dachte, ich hätte mit einem »falschen« Beikostplan seinen Darm nachhaltig geschädigt. Damals ahnte ich noch nicht, dass dieser kleine Darm sich in den nächsten vier Jahren hauptsächlich von »nackten« Nudeln und Butterbroten ernähren würde – und trotzdem erstaunlich gut damit zurechtkäme.

Elternsein ist wirklich ein wildes Abenteuer – es katapultiert dich in höchste Höhen und tiefste Tiefen, ist ständig fordernd, aber auch fördernd. Es krempelt unsere Beziehungen um, verändert, wie wir die Welt sehen, unser Körper(-gefühl) und – nicht zu vergessen – unsere gesamte Identität.

Wenn Mutterschaft neurodivergente Merkmale verstärkt

Funfact: Während Schwangerschaft, Geburt und der ersten Zeit danach wird unser Gehirn (laut Gehirnscans) so stark umgebaut wie sonst nur in der Pubertät. Plötzlich tauchen Seiten an dir auf, die du entweder noch nie wahrgenommen oder geschickt verdrängt hast.

Diese Übergangsphase (Muttertät) braucht Zeit, Geduld und vor allem jede Menge Support – denn sie ist genauso entscheidend und vulnerabel wie die Pubertät. Nicht nur das Kind entwickelt sich ständig weiter, auch seine engen Bezugspersonen wachsen wortwörtlich mit und erlernen ständig neue Fähigkeiten.

Inmitten all der Windeln, Wolle-Seide-Klamotten und tiefschwarzen Augenringe fühlen sich Emotionen oft intensiver an – oder bisher unbekannte Ängste tauchen plötzlich auf. Wenn der neue Alltag keinen Raum mehr für persönliche Bedürfnisse und echte Regeneration lässt – und ich rede hier nicht von Grundbedürfnissen wie Duschen oder Essen –, wird das Nervenkostüm immer dünner. Erschöpfung lässt dann nicht lange auf sich warten, und Überforderung wird zum ständigen Hintergrundrauschen.

Schlechter oder viel zu kurzer Schlaf, unregelmäßige Mahlzeiten und eine Flut an sensorischen Reizen verstärken das Ganze zusätzlich. Die ständige mentale Last und das Gefühl, für alles verantwortlich zu sein, wirken dabei wie eine Lupe auf unsere neurodivergenten Besonderheiten – sie machen alles deutlich sichtbarer und spürbarer.

Elternschaft wirkt oft wie ein Katalysator für vorhandene ADHS-Merkmale: Sensorische Überreizung, Schwierigkeiten mit der Emotionsregulation, Vergesslichkeit oder Organisationsprobleme können plötzlich stärker hervortreten.

Der Schlüssel zur ADHS-Diagnostik bei Erwachsenen: Neurodivergente Elternschaft

Allgemein sind Lebensphasen mit großen Veränderungen und neuen Strukturen – wie ein Jobwechsel ins Ausland oder der Übergang von der klar strukturierten Schulzeit in das selbstbestimmte, oft chaotische Uni-Leben – für neurodivergente Menschen besonders herausfordernd. Denn sie erfordern radikale Anpassungen bewährter Bewältigungsstrategien an neue Strukturen. Es gibt zurzeit keine spezifischen Statistiken darüber, wie viele Frauen erst während der Mutterschaft mit ADHS oder Autismus diagnostiziert werden. Allerdings wird in der Fachliteratur darauf hingewiesen, dass Frauen häufig erst im Erwachsenenalter (30 bis 40 Jahre), insbesondere in Phasen erhöhter Belastung wie der Mutterschaft, eine Diagnose erhalten.

Nicht selten dauert es sogar so lange, bis ihr eigenes Kind beginnt, Merkmale zu zeigen und damit dann spätestens in der Schule (negativ) aufzufallen. Dadurch setzen sich Eltern erstmalig intensiver mit den Ausprägungen und Merkmalen neurodivergenter Zustände auseinander und entdecken dabei häufig Parallelen zu sich selbst. Sie beginnen, ihre eigene Geschichte neu zu betrachten, und stellen dabei nicht selten fest, dass auch für sie selbst eine Diagnose infrage kommen könnte.

Lange Zeit galt ADHS als eine Störung, die nur Kinder betrifft. Anfangs wurde sie als »Hyperkinetische Reaktion des Kindesalters« oder »Minimal Brain Dysfunction (MBD)« bezeichnet.[2] Paul H. Wender und seine Kollegen begannen ab 1976 mit Studien, die bereits andeuteten, dass ADHS-Symptome nicht nur in der Kindheit, sondern auch im Erwachsenenalter auftreten können. Diese Forschung führte später zur Entwicklung spezifischer Diagnosekriterien für Erwachsene wie der Wender Utah Rating Scale, die auch heute noch in der Diagnostik verwendet wird, um ADHS-Symptome retrospektiv zu bewerten.[3] **1980 wurde ADHS erstmals offiziell im DSM-III – der dritten Auflage des Diagnostischen und Statistischen Manuals Psychischer Störungen der American Psychiatric Association (APA) – als »Aufmerksamkeitsdefizitstörung« (ADD) aufgenommen. Dabei unterschied man zwischen einer Form mit und einer ohne Hyperaktivität. Die Diagnose war nur für Kinder gedacht, da weiterhin angenommen wurde, dass sich eine ADHS mit der Pubertät »verwächst«. 1987 wurde der Begriff im DSM-III-R in »Aufmerksamkeitsdefizit-Hyperaktivitätsstörung« (ADHS/ADHD) geändert, um alle Varianten der Störung besser zu erfassen.**[4] Mit steigenden Diagnosen bei Kindern erkannten viele Eltern ihre eigenen ADHS-Ausprägungen. **Langzeitstudien und neurologische Forschungen belegten schließlich, dass ADHS eine lebenslange, neurobiologisch verankerte Besonderheit ist.**

Ein entscheidender Durchbruch folgte in den **1990er-Jahren** mit der Veröffentlichung des **DSM-IV**: ADHS wurde nun offiziell als lebenslange Störung anerkannt, nicht mehr nur als Kinderkrankheit. Erwachsene konnten erstmals diagnostiziert werden, sofern nachweisbar war, dass die Ausprägungen bereits in der Kindheit bestanden. Die Diagnosekriterien blieben jedoch auf Kinder ausgerichtet, sodass Erwachsene dieselben Symptome nachweisen mussten – obwohl sich ADHS im Erwachsenenalter oft anders äußert. **Viele Menschen mit ADHS lernen zum Beispiel, ihre Impulsivität mit der Zeit besser zu kontrollieren. Die Hyperaktivität, die im Kindesalter oft besonders ausgeprägt ist, wandelt sich im Erwachsenenalter häufig in eine innere Unruhe oder Getriebenheit um. Die Aufmerksamkeitsstörung hingegen bleibt bei fast allen – unabhängig vom Alter – bestehen und stellt im Alltag oft die größte Herausforderung dar. Unerkannt steigen mit zunehmendem Alter oft auch Be-**

gleiterkrankungen (Komorbiditäten) wie Angststörungen oder Depressionen an (siehe Abbildung[5]).

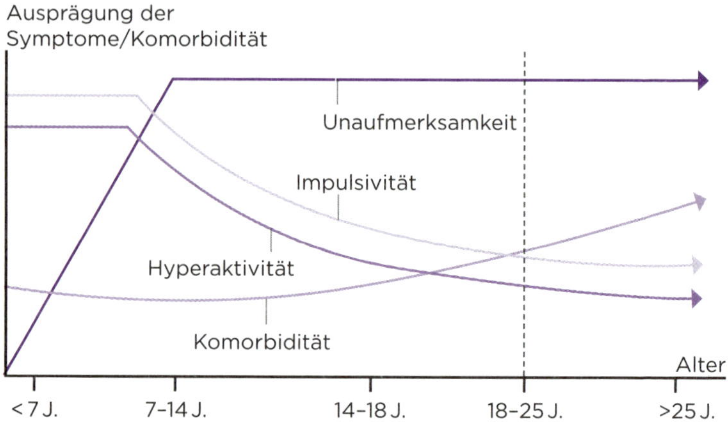

Änderung der Leitsymptome und Komorbiditäten mit dem Lebensalter[6]

Erst im DSM-V (2013) wurden die Diagnosekriterien für ADHS bei Erwachsenen endlich angepasst. Die Altersgrenze für das Auftreten erster Symptome wurde von sieben auf zwölf Jahre angehoben. Diese Anpassung erleichtert insbesondere die Diagnose bei Frauen, deren ADHS-Merkmale in der Kindheit häufig übersehen wurden – nicht, weil sie nicht da waren, sondern weil sie weniger auffielen.

Warum Frauen oft erst spät diagnostiziert werden

Frauen erhalten eine ADHS- oder Autismus-Diagnose meist deutlich später als Männer. Während das Verhältnis der ADHS-Diagnosen bei Kindern etwa 4:1 (Jungen zu Mädchen) beträgt, gleicht es sich im Erwachsenenalter auf 1,5:1 (Männer zu Frauen) an.[7] Mögliche Gründe für die späte Diagnose bei Frauen sind:

1. **Weibliche Sozialisierung:** Mädchen lernen früh, sich anzupassen. Sie werden für Rücksichtnahme und Selbstkontrolle gelobt – und tun genau das oft so gut, dass ihre neurodivergenten Merkmale kaum sichtbar sind.
2. **Masking:** Viele Frauen kompensieren ihre Schwierigkeiten durch Überanpassung. Sie beobachten andere, imitieren soziale Codes und investieren enorme Energie, um »normal« zu wirken. Das funktioniert häufig jahrelang – bis die Anforderungen steigen und ihre (unbewussten) Strategien nicht mehr ausreichen.
3. **Männlich geprägte Diagnosekriterien:** Bis heute sind viele Merkmale, die in Diagnosekatalogen beschrieben werden, an Jungen und Männer angepasst. Mädchen im Autismus-Spektrum werden eher als »sensibel« oder »schüchtern« wahrgenommen, nicht als autistisch. Mädchen mit ADHS gelten vermehrt als »verträumt« und »schusselig«.

Da sich die Merkmale über die Lebensspanne verändern, werden nun zunehmend altersgerechtere Ausdrucksformen berücksichtigt – etwa Probleme mit Selbstorganisation, emotionale Dysregulation oder chronische Überforderung. Außerdem wurde die Anzahl der für eine Diagnose erforderlichen Kriterien bei Erwachsenen im DSM-V von sechs auf fünf gesenkt, um abzubilden, dass sich manche Merkmale im Laufe des Lebens ganz abschwächen oder anders äußern können.[8]

Diese Anpassungen waren längst überfällig. Denn viel zu lange galt ADHS als etwas, das nur »kleine Jungs, die nicht still sitzen können« betrifft. Dass es sich um eine lebenslange neurologische Variante handelt, die je nach Alter, Geschlecht und Umgebung völlig unterschiedlich aussehen kann, wurde systematisch ignoriert. Dieser Mythos hält sich leider bis heute.

Bei mir hat es vier Jahre gedauert, bis ich eine Diagnose erhielt – gerechnet ab dem Zeitpunkt, an dem ich zum ersten Mal eine Therapie begann. Im Vergleich zu Männern oder Jungen, die oft schon mit sechs oder sieben Jahren diagnostiziert werden, war meine Diagnose also um fast 32 Jahre verspätet.

Die meisten Frauen erhalten ihre Diagnose erst im Erwachsenenalter, wenn ihr Leben sie vor Herausforderungen stellt, auf die ihre alten Bewältigungsstrategien nicht mehr passen. Rückblickend erinnern sie sich an auffällig viele vergessene Termine, verlorene Gegenstände oder die Überforderung in sozialen Situationen. All das hielten sie lange für persönliche Makel. Eltern bemerken oft schon früh, dass ihrer Töchter in bestimmten Bereichen Schwierigkeiten haben, lange bevor sie außerhalb der Familie auffallen. Im sicheren, vertrauten Umfeld zeigen sich neurodivergente Merkmale oft deutlicher, weil Verstellen seltener nötig ist. Plötzlich wird sichtbar, wie viel Kraft das tägliche Funktionieren kostet. Zum Beispiel reagieren Kinder oft schneller auf **emotionale Überforderung** mit **Meltdowns** – unkontrollierbaren Reaktionen auf Reizüberflutung, die sich durch Weinen, Schreien oder Wut äußern. Auch **Schwierigkeiten mit Struktur und Organisation** sind oft ausgeprägter als bei Gleichaltrigen – ein Punkt, der sich in meinen Grundschulzeugnissen besonders häufig wiederfindet.

ADHS und Autismus bei Frauen – geschlechtsspezifische Merkmale im Überblick

Aisha Zafar ist approbierte Ärztin, die sich besonders für die Aufklärung und Unterstützung neurodivergenter Frauen einsetzt. Auf ihrem Instagram-Kanal @adhs_doc klärt sie über geschlechtsspezifische Unterschiede auf, thematisiert Herausforderungen im Alltag und zeigt praxisnahe Strategien zur Bewältigung. In ihrer Online-Praxis neuroviva bietet sie neben einer digitalen Sprechstunde auch ADHS-Coachings und Workshops an. Ihre Arbeit hilft vielen Menschen, sich selbst besser zu verstehen und individuelle Wege im Umgang mit ihrer Neurodivergenz zu finden.

Die folgende Liste hat sie erstellt, um Orientierung zu bieten. Sie basiert auf aktuellen Leitlinien, neuesten Studien sowie praktischen Erfahrungswerten, erhebt jedoch keinen Anspruch auf Vollständigkeit. **Nicht alle Merkmale treffen auf jede Person zu, sie bewegen sich auf einem Spektrum und können individuell unterschiedlich stark ausgeprägt sein. Denn wer eine Person mit ADHS oder Autismus kennt, kennt genau das – eine einzelne Person.**

Typische Merkmale von ADHS bei Frauen

Merkmal	Beschreibung
Unaufmerksamkeit und Vergesslichkeit	Schwierigkeiten, sich zu konzentrieren, Informationen zu behalten, Aufgaben zu organisieren und Termine einzuhalten
innere Unruhe und Hyperaktivität	Gefühl innerer Getriebenheit, ein ständiges Bedürfnis nach Aktivität und Probleme, Ruhephasen einzuhalten
Impulsivität	Neigung zu spontanen, unüberlegten Entscheidungen, impulsiven Käufen und abrupten Planänderungen
Probleme mit Zeitmanagement und Priorisierung	unrealistische Zeiteinschätzungen, Schwierigkeiten bei der Priorisierung und Pünktlichkeit
Prokrastination und Motivationsprobleme	Tendenz, unangenehme oder uninteressante Aufgaben zu verschieben oder nicht abzuschließen
Hyperfokus	Phasen intensiver Konzentration auf einzelne Themen, oft mit Vernachlässigung alltäglicher Routinen wie Essen und Trinken
emotionale Dysregulation und Selbstzweifel	Stimmungsschwankungen, Reizbarkeit, Selbstzweifel und Schuldgefühle; gleichzeitig starkes Verantwortungsbewusstsein und ausgeprägte Empathie
Unordnung und Probleme mit Routinen	Schwierigkeiten, Haushalt und Alltag zu strukturieren sowie häufiges Verlegen von Gegenständen wie Schlüsseln oder Dokumenten

Perfektionismus und Überkompensation	überhöhte Ansprüche an die eigene Leistung zur Kompensation wahrgenommener Schwächen, starkes Durchhaltevermögen und der Wunsch nach Weiterentwicklung
sensorische Überempfindlichkeit	Reizfilterschwäche, hohe Empfindlichkeit gegenüber Lärm, Berührungen oder Gerüchen, häufig verbunden mit detaillierter Wahrnehmung
mentale Überlastung durch Masking	hoher Energieaufwand, um sich an äußere Erwartungen anzupassen, was oft zu Erschöpfung und Überforderung führt
Kreativität und unkonventionelles Denken	Fähigkeit, originelle Ideen und innovative Lösungen zu entwickeln, besonders in neuen oder schwierigen Situationen

Typische Ausprägungen für Autismus bei Frauen

Diagnostische Kernmerkmale	Beschreibung
eingeschränkte soziale Interaktion und Kommunikation	Schwierigkeiten bei sozialen Kontakten, nonverbaler Kommunikation und dem Aufbau von Beziehungen; oft mit ausgeprägter Ehrlichkeit und Direktheit
sensorische Besonderheiten	Überempfindlichkeit oder Hyposensibilität gegenüber Reizen (zum Beispiel Geräusche, Licht, Berührungen); oft mit feiner Wahrnehmung für Details in der Umwelt

repetitive Verhaltensmuster	wiederholte Bewegungen (zum Beispiel Wippen, Streicheln von Textilien) dienen der Selbstregulation, besonders in stressigen Situationen
Routinen und Struktur	klare Abläufe schaffen Sicherheit; Abweichungen verursachen oft Stress
intensive Spezialinteressen	Tiefes Fachwissen und Ausdauer bei Themen von besonderem Interesse
Häufige Begleiterscheinungen	
Herausforderungen in der Emotionsregulation	intensives Erleben von Emotionen kann zu Rückzug oder Überforderung führen
Masking	Anpassung an gesellschaftliche Normen durch Analyse sozialer Muster, oft mit hoher kognitiver Belastung
mentale Erschöpfung	soziale Interaktionen erfordern viel Energie und führen häufig zu Überlastung
Detailorientierung	hohe Genauigkeit und Präzision, die jedoch in unstrukturierten Situationen überfordern kann
Empathie	Schwierigkeiten bei intuitiver Empathie (spontan und automatisch zu erfassen, was eine andere Person fühlt oder braucht, ohne dass dies explizit kommuniziert wird), aber feinfühlige Wahrnehmung emotionaler Nuancen oder Stimmungen
unkonventionelles Denken	kreative Problemlösungen durch das Erkennen von Mustern und neuen Zusammenhängen

Vom Profi zur Anfängerin: Wie Mutterschaft alte Strategien ins Leere laufen ließ

Lesezeit: 3 Min.

Als frischgebackene Mutter fühlte ich mich unbewusst gezwungen, eine Maske aufzusetzen – eine (neuro-)typische Mutter zu spielen, also das zu tun, was die Gesellschaft von Müttern erwartete. Ich verstand nicht, warum mir das nicht gelingen wollte oder weshalb es sich so anstrengend anfühlte. Ich fand die Anforderungen an mich so hoch, aber meine Leistung reichte nie und war unsichtbar.

Rückblickend hat mich dieses ständige Verstellen enorm viel Kraft gekostet, und eigentlich hätte ich dringend Phasen der Regeneration gebraucht – die mit einem Säugling und Kleinkind jedoch kaum möglich waren. Mein Nervensystem stand permanent unter Stress, ich war chronisch überreizt. Aus Scham, es nicht so wie »die anderen« allein zu schaffen, bat ich auch nicht um Hilfe – und gab dem Ganzen dadurch noch mehr Zündstoff.

Wie bereits erwähnt, haben weiblich sozialisierte Personen oft – bewusst oder unbewusst – gelernt, sich an gesellschaftliche Normen und Erwartungen anzupassen. **Durch genaue Beobachtung und ständiges Angleichen schaffen viele es irgendwann, eine Balance zwischen ihren neurodivergenten Eigenschaften und den Anforderungen des Alltags herzustellen, sodass diese nach außen kaum auffallen.** Wenn sie dann noch gesellschaftlich anerkannte Erfolge erzielen, etwa einen Hochschulabschluss, bleibt ihre Neurodivergenz oft unsichtbar – sowohl für andere als auch für sie selbst.

Diese Strategie hilft, sich über Wasser zu halten – zumindest so lange, wie keine großen Wellen neuer Anforderungen oder Anpassungen hereinbrechen und genügend Raum für Erholung bleibt. **Doch mit der Mutterschaft gerät dieses fragile Gleichgewicht schnell ins Wanken. Ohne Pausen und ohne echte Entlastung wird das ständige »Masking« (mehr dazu in Kapitel 2) – das Verbergen eigener Bedürfnisse und Eigenarten – zur tickenden Zeitbombe und kann auf Dauer zu chronischer Erschöpfung führen.**

Ein Gefühl, das in dieser Zeit besonders stark auftauchen kann, ist eine alte, tief sitzende Unsicherheit aus der Kindheit und Jugend: der quälende Gedanke, dass etwas mit einem »nicht stimmt« oder man »nicht gut genug« ist – egal wie sehr man sich anstrengt.

Dieses Gefühl begleitet viele neurodivergente Menschen ihr Leben lang. Wie du dir sicher denken kannst, kehrt es in der neuen Rolle als Mutter oft mit besonders starker Wucht zurück. Befeuert von unerreichbaren Erwartungen an Mütter, verstärkt durch eine Gesellschaft, die jede Handlung, jede Entscheidung beobachtet und bewertet.

Die Vorstellung, jede Mutter habe einen natürlichen Instinkt, der sie mühelos – und besser als alle anderen – dazu befähigt, sich um ihr Kind zu kümmern, hält sich hartnäckig. Doch die Realität sieht nicht selten anders aus: Mutterschaft bringt von Anfang an ebenso viel Unsicherheit wie Freude mit sich, und genau darüber wird viel zu selten gesprochen. Stattdessen schweigen die meisten, was das Gefühl der Isolation verstärkt und die ohnehin schon vorhandenen Selbstzweifel weiter nährt.

Ich war völlig überfordert mit dieser plötzlich so hilflosen Version meiner selbst. Meine To-dos blieben unerledigt, wichtige Termine verpasste ich, und selbst meine sonst so lösungsorientierten Gedanken steckten fest wie mein Lieblingsmantel in der Fahrradkette.

Am Anfang war ich noch optimistisch und dachte, es wäre nur eine kurze Übergangsphase, bis ich wieder zu meiner alten Form zurückfinde. Ich wartete vergeblich darauf, dass mein vertrauter Alltag bald zurückkehrt, und setzte mir immer wieder neue Meilensteine: Wenn das Wochenbett vorbei ist, wenn ich mich körperlich fitter fühle, wenn das Stillen leichter wird. So schleppte ich mich von einem »Wenn« zum nächsten, immer in der Hoffnung, dass irgendwann alles wieder so werden würde wie früher – bis ich schmerzhaft begriff, dass mein Alltag längst begonnen hatte, nur eben in einer völlig neuen Form. Ich fühlte mich wie eine schnaufende Lok, die verzweifelt neben den Gleisen ihres einst schnellen Ich-Zugs herzuckelte und vergeblich mitzuhalten versuchte. Bis ich nur noch schemenhaft das letzte Waggonende in der Ferne verschwinden sah. Diese Erkenntnis traf mich hart. Aber statt den neuen Alltag anzunehmen und meinen eigenen Rhythmus darin zu finden, kämpfte ich lange vergeblich darum, das alte Leben irgendwie wiederherzustellen.

Ich machte mich selbst dafür verantwortlich und war überzeugt, dass es mit ein bisschen mehr Selbstdisziplin schon irgendwie klappen würde, genauso viel »zu schaffen« wie früher. Wie so viele hatte ich verinnerlicht, dass nur entlohnte Arbeit wirklich zählt. Dabei übersah ich völlig, was ich tagtäglich leistete und wie großartig das eigentlich war. **Denn Sorgearbeit ist unsichtbar – aber eben nicht unbedeutend.**

Alles nur zu viel Stress? Wenn Überforderung keine Phase ist

Lesezeit: 6 Min.

Ich habe mich oft gefragt, ob ich mir nicht einfach zu viel auflade und dadurch meine Schwierigkeiten verursache. Ja, ich neige dazu, impulsiv (zu viele) Verabredungen zuzusagen oder Termine und Tätigkeiten völlig unrealistisch zu planen – besonders wenn Kinder beteiligt sind.

Doch als der letzte Schulstart in eine ohnehin stressige Phase fiel, eskalierte mein Verhalten regelrecht. Ich war gereizt, überfordert und explodierte bei kleinsten Auslösern. Trotz mehrmaligem Nachschauen im Kalender vergaß ich Termine, ließ meine Kaffeetasse auf dem Autodach oder an den absurdesten Orten stehen, fuhr mehrfach mit dem Lastenrad los, nur um nach ein paar Metern festzustellen, dass der Akku fehlte. Ich verlor Dinge, suchte Dinge – und das alles mehrmals an *einem einzigen Tag*.

Am nächsten Tag ging es genauso weiter. Ich wusste nicht mehr, wo mir der Kopf stand. Ich schrie, ich weinte. Genau da wurde mir klar: Mein chaotischer Standardmodus fühlte sich schon wie ein Ausnahmezustand an – aber wenn es wirklich stressig wird, erreiche ich noch einmal ganz andere Dimensionen.

Es gab nur ein paar sehr wenige Freunde und Familienmitglieder, die von meinem ADHS-Verdacht nicht überrascht waren. Die meisten aber fielen aus allen Wolken: »Du? Das kann ich mir gar nicht vorstellen, du lässt dich doch null stressen und wirkst immer so organisiert.«

Auf viele wirke ich zwar, als hätte ich überdurchschnittlich viel Energie, aber komme dabei stets kontrolliert und entspannt rüber. Diese Wahrnehmung überraschte mich völlig. Denn innerlich bin ich jeden Tag gehetzt, ständig unter Strom und kann kaum glauben, dass mein Chaos nicht schon aus weiter Ferne sichtbar ist.

In einem Persönlichkeitsentwicklungsseminar sollte ich mal eine Hausaufgabe machen: Ich bat Kolleg*innen und mir nahestehende Personen, mir zu sagen, welche Eigenschaften und Fähigkeiten sie an mir besonders schätzen. Eine Antwort tauchte immer wieder auf – meine Belastbarkeit und Stressresilienz.

Nichts verwunderte mich mehr. Das machte mir ein weiteres Mal bewusst, wie unsichtbar die inneren Kämpfe mancher Menschen für die Außenwelt sein können.

Jedoch reichte jeder noch so leise Zweifel an meiner ADHS aus, um mein Gedankenkarussell in Gang zu setzen. *Was, wenn es bei jedem so ist und ich mir das nur einbilde? Was, wenn ich einfach nur verzweifelt nach einer Erklärung suche – oder schlimmer noch, nach einer »Ausrede«?* Ich fürchtete nichts mehr, als dass mir jemand sagt, ich müsse »nur« meinen Stress reduzieren, mich besser konzentrieren oder mich einfach mehr anstrengen. Diese Sätze kannte ich bereits mein Leben lang, und ich sehnte mich so sehr danach, dass meine Anstrengungen und Bemühungen endlich gesehen werden – dass mein Umfeld und ich selbst verstehen, warum es trotz aller Mühe immer wieder nicht klappt. Die Angst, dass mir jemand die Antwort auf diese Fragen wieder nehmen könnte, war erdrückend. Doch je tiefer ich mich mit dem Thema beschäftigte, desto klarer wurde mir: Ich bilde mir das nicht ein. Durch die Aufklärung der Autorinnen Julia Knörnschild (*Mama kann nicht mehr*) und Angelina Boerger (*Kirmes im Kopf*) erkannte ich mich in immer mehr Merkmalsbeschreibungen wieder – und fand im Alltag immer neue Beweise für eine ADHS. Nicht nur bei mir, sondern auch bei meiner Verwandtschaft. Diese Erkenntnis ließ mich nicht mehr los. Also beschloss ich, meine endlose Grübelschleife anzuhalten und mich endlich auf ADHS testen zu lassen. Ich wollte es wirklich wissen – schwarz auf weiß, keine »Könnte sein«-Gefühle mehr. Dafür aber sechs Monate auf einen Diagnosetermin warten? Das wollte ich auf keinen Fall! Zum Glück war es mir möglich, als Selbstzahlerin viel schneller einen Termin zu erhalten – ich weiß aber, dass das für die meisten Menschen keine Option ist. Gerade an diesem Punkt zeigt sich, wie stark der Geldbeutel (und ortsnahe Versorgung) darüber entscheidet, wer zeitnah Zugang zu einer Diagnose – und damit auch zu Unterstützung – bekommt. Nach der Anmeldung zu einem Privatzahler-Diagnosetermin aber erst mal Ernüchterung: ewig lange Fragebögen. Wirklich? Seite um Seite gefühlt hundertmal dieselben Fragen. Während ich mich durchkämpfte, kam mir der Verdacht, dass allein das rechtzeitige Zurückschicken schon Teil der Testung sein könnte. Am Diagnosetermin stand ich dann super aufgeregt vor der Praxistür und klingelte mehrmals, doch niemand schien da zu sein. Genervt suchte ich die Nummer der Dame, um anzurufen. Kurz bevor ich wählen konnte, warf ich sicherheitshalber einen Blick in den Kalender. Et voilà! Ich war eine ganze Stunde zu früh.

Ich bin sonst immer zu spät und jetzt das? Normalerweise hätte ich mich innerlich beschimpft, weil ich mal wieder die Uhr nicht lesen kann, immer so verplant bin und es einfach nicht auf die Reihe bekomme. Doch in diesem Moment war ich fast erleichtert. Es fühlte sich wie ein kleiner Wink Richtung ADHS an.

Eine Stunde später begrüßte sie mich mit den Worten: *»Sie haben also vier Kinder und zwei Jobs – brauchen Sie nicht noch einen Hund? Sonst wird es doch bestimmt zu langweilig bei Ihnen!«* Zack! Mein nächster Beweis, dass ich mir das Ganze vielleicht doch nicht einbilde – und gleichzeitig die inoffizielle Antwort darauf, warum ich vier Kinder und zwei Jobs habe. Die Frage bekomme ich nämlich nicht selten gestellt.

Anscheinend brauche ich den Nervenkitzel, die vollen Kalender, die Herausforderungen. Immer wenn ich mich in einer Lebensphase eingewöhnt und orientiert habe, suche ich nach neuen »Projekten«, anstatt einfach mal die Zeit zu genießen, in der ich nicht völlig gehetzt und überfordert bin. Natürlich nicht bewusst – aber genau das ist ja das Problem.

Ein paar Tage später bekam ich die Diagnose schriftlich. Doch sie fühlte sich nicht so entlastend an, wie ich es erwartet hatte. Sosehr ich im Vorfeld gezittert hatte, dass es *bitte* keine Einbildung ist, so wenig berührte mich das Ergebnis der ersten Diagnose. Es fühlte sich nicht echt an, zu schnell, zu glatt, als hätte ich es mir irgendwie erkauft.

Keine kritischen Nachfragen über mehrere Termine hinweg, keine Grundschulzeugnisse, keine tiefere Auseinandersetzung. Es kam mir viel »zu einfach« vor. Vielleicht kannst du nachvollziehen, dass ich das Bedürfnis hatte, mich noch einmal »richtig« beweisen zu müssen. Als ob Neurodivergenz erst dann zählt, wenn sie durch offizielle Instanzen abgesegnet wurde. Also bemühte ich mich um einen »echten« Termin im Psychotherapeutischen Gesundheitszentrum – zu einer offiziellen ADHS-Diagnostik, die von der Kasse übernommen wird und auf die man ein paar Monate wartet. Dort fühlte ich mich anfangs wieder unsicher. Jede Antwort musste ich mit Beispielen aus meinem Leben untermauern, und die Therapeutin schien dabei genau im Blick zu haben, wie viel ich bereits über ADHS wusste – als würde sie immer wieder leise abwägen, ob ich meine Antworten bewusst in eine bestimmte Richtung lenke.

Ihr skeptischer Blick und die vielen Rückfragen irritierten

mich – wusste ich wirklich schon *zu viel und manipulierte meine Antworten entsprechend*?

Doch am Ende meiner zweiten Diagnose stand fest: Auch sie hatte mehr als genug Hinweise gefunden – diesmal über mehrere Termine hinweg und mit Einbeziehung meiner Grundschulzeugnisse. Auf jedem Zeugnis fanden sich Vermerke zu meiner mangelnden Konzentration, die als fehlender Wille oder Unlust gedeutet wurde. Auch meine Strukturlosigkeit und Schlampigkeit tauchten immer wieder auf.

Das Ergebnis war eindeutig – alle Schwellenwerte wurden erreicht und teils deutlich übertroffen. Damit gehöre ich nun offiziell zu den vielen Frauen, bei denen ADHS erst in der Mutterschaft diagnostiziert wurde. Nicht, weil sie plötzlich aufgetaucht ist, sondern weil sie sich nicht mehr verstecken ließ.

ADHS und Autismus: Ein Trend oder einfach nur endlich sichtbar?

Lesezeit: 10 Min.

Die Diskussion um ADHS und Autismus hat in den letzten Jahren deutlich an Fahrt aufgenommen. Immer mehr Menschen erhalten Diagnosen im Erwachsenenalter – besonders Frauen. Doch während sich viele endlich gesehen und verstanden fühlen, gibt es auch einige Stimmen, die den Anstieg an Diagnosen kritisch hinterfragen.

Sobald ein Thema mehr gesellschaftliche Aufmerksamkeit erhält, wird schnell die Behauptung laut, es handle sich um eine »Modediagnose«. Die Debatte darüber verläuft oft zwischen zwei Extremen: Auf der einen Seite stehen jene, die steigende Diagnoseraten als Zeichen einer Überdiagnose oder eines kurzfristigen Trends werten. Auf der anderen Seite gibt es diejenigen, die jegliche Kritik als Fehlinformation oder gar Ableismus abtun. Doch was ist wirklich dran? Wird Neurodivergenz heute einfach besser erkannt – oder diagnostizieren wir zu viele?

Was bedeutet »Modediagnose« überhaupt?

Bevor wir darüber sprechen, ob ADHS und Autismus »Mode- oder Trenddiagnosen« sind, muss erst geklärt werden, was dieser Begriff eigentlich bedeutet. Er kann zwei Dinge meinen:

- **Fehldiagnose oder Überdiagnose** – also, dass mehr Menschen die Diagnose erhalten, als tatsächlich ADHS oder Autismus haben.
- **Gesellschaftlich geprägte Diagnose** – also, dass die Zunahme der Diagnosen eher auf Trends oder veränderte gesellschaftliche Wahrnehmung zurückzuführen ist als auf eine klare neurobiologische Grundlage.

Die zentrale Frage lautet: Werden ADHS und Autismus tatsächlich überdiagnostiziert? Oder erleben wir gerade eine längst überfällige Korrektur, weil diese Diagnosen jahrzehntelang zu selten gestellt wurden?

1. **Steigende Diagnoseraten – Korrektur oder Überdiagnose?**
   Die erhöhte Diagnoserate hat verschiedene Ursachen:
   Historische Unterdiagnose bei bestimmten Gruppen
   – Noch vor etwa 15 Jahren galt die Annahme, dass sich ADHS mit der Pubertät »auswächst« und eine weitere Behandlung im Erwachsenenalter nicht erforderlich sei.

Heute wissen wir: ADHS ist eine lebenslange neurobiologische Variante, die auch im Erwachsenenalter gezielte Unterstützung erfordert.[9]

- Jahrzehntelang wurden vor allem Frauen seltener mit ADHS[10] oder Autismus[11] diagnostiziert.
- Erst in den letzten Jahren wurde erkannt, dass sie oft andere, eher internalisierte Ausprägungen zeigen. Masking und Anpassung machen ihre Schwierigkeiten nach außen weniger sichtbar.
- In Deutschland haben schätzungsweise 4 Prozent[12] der Erwachsenen eine ADHS, doch nur 0,4 Prozent[13] erhalten tatsächlich eine offizielle Diagnose.

Masking und die Auswirkungen einer späten Diagnose

- Viele Menschen mit ADHS oder Autismus entwickeln über Jahre oder Jahrzehnte unbewusst Strategien, um ihre Ausprägungen zu verbergen – was ihre Diagnose erschwert.
- Dadurch verlängert sich der Anpassungsdruck und führt oft zu **Begleiterkrankungen** wie **Angststörungen, Depressionen oder Burn-out**. Diese sekundären Erkrankungen können die zugrunde liegende Neurodivergenz überdecken und eine Diagnosestellung zusätzlich verzögern.
- Erst mit einer **Diagnose** wird der Zugang zu einer gezielten Behandlung möglich (bei ADHS Medikamente und/oder Verhaltenstherapie) – und die kann nicht nur den Alltag erheblich erleichtern, sondern sogar das Risiko für eine verkürzte Lebenserwartung senken.[14]

Social Media: Fluch oder Segen?

- Plattformen wie TikTok und Instagram haben ADHS und Autismus sichtbarer gemacht.

- Das kann auch zu problematischen Selbstdiagnosen führen, da viele Merkmalsausprägungen vereinfacht dargestellt werden.
- Aber: Solche vereinfachten Darstellungen machen professionell gestellte Diagnosen nicht weniger gültig – sie übersetzen nur die komplexen Kriterien in greifbare Alltagserfahrungen.
- Viele Menschen – inklusive mir – haben erst durch Social Media erkannt, dass Neurodivergenz eine Rolle in ihrem Leben spielen könnte und deshalb eine professionelle Diagnostik in Erwägung gezogen.

Fazit: Steigende Diagnoseraten bedeuten nicht automatisch eine »Modediagnose«, sondern oft eine überfällige Korrektur. Bessere Diagnostik und Aufklärung sorgen dafür, dass mehr Menschen die Unterstützung erhalten, die sie schon immer gebraucht hätten – aber lange nicht bekommen haben.

Gerade Frauen und nicht binäre Menschen wurden in der Vergangenheit oft übersehen, weil ihre ADHS-Merkmale nicht dem offensichtlichen, stereotypen Bild entsprachen.

2. **Wissenschaftlich belegte neurobiologische Ursachen**

   ADHS und Autismus sind neurobiologisch nachweisbar.
   - Studien zeigen Unterschiede in Hirnstrukturen, Reizverarbeitung und Neurotransmitteraktivität (insbesondere Dopamin und Noradrenalin).
   - Bei ADHS sind besonders der präfrontale Cortex, die Basalganglien und das Belohnungssystem betroffen. Bei Autismus zeigen sich Veränderungen in der Konnektivität verschiedener Hirnregionen.

   Genetik spielt eine entscheidende Rolle.
   - ADHS hat eine Erblichkeit von circa 80 Prozent, Autismus sogar von circa 90 Prozent.

- Zwillingsstudien zeigen, dass neurodivergente Zustände stark genetisch bedingt sind – sie sind also keine kurzfristige Modeerscheinung, sondern tief in der biologischen Veranlagung verankert.

Aber: Hirnscans allein reichen nicht zur Diagnose.

- Während neurobiologische Unterschiede nachweisbar sind, sind sie nicht konsistent genug, um ADHS oder Autismus allein durch MRT oder andere bildgebende Methode zu diagnostizieren.
- Die Diagnose basiert weiterhin auf klinischen Kriterien, nicht auf einer einzelnen biologischen Messung. Genau wie bei anderen psychiatrischen oder neurobiologischen Diagnosen, zum Beispiel Depressionen oder Angststörungen.

Fazit: Die Existenz von ADHS und Autismus ist wissenschaftlich klar belegt. Die neurobiologische und genetische Grundlage ist kein subjektives Konzept, sondern eindeutig nachgewiesen.

3. **ADHS und Autismus müssen bereits in der Kindheit vorhanden gewesen sein.**
   - Eine Diagnose setzt voraus, dass die Symptome seit der frühen Kindheit bestehen. Daher wird bei Erwachsenen oft eine retrospektive Fremdeinschätzung von Eltern, Lehrkräften (Zeugnisbeschreibungen) oder engen Bezugspersonen als Kriterium herangezogen.
   - Neurodivergenz ist keine plötzliche Entwicklung: Ein Erwachsener kann Stand heute nicht »neu« ADHS oder Autismus bekommen, nur weil er sich in bestimmten Merkmalen wiedererkennt. Neurodivergenz ist angeboren und zeigt sich über das gesamte Leben unterschiedlich stark.

Fazit: Spätdiagnosen sind keine Erfindung, sondern eine späte Aufdeckung. Wer wirklich neurodivergent ist, war es schon als Kind – nur wurde es nicht erkannt.

Was steigende Diagnosen wirklich bedeuten

Die Zunahme an Diagnosen bedeutet nicht, dass »plötzlich alle ADHS oder Autismus haben«, sondern dass wir es endlich besser erkennen – besonders bei Frauen und Mädchen, die lange durchs Raster gefallen sind. Das ist kein neues Phänomen: Auch bei anderen Diagnosen wie Endometriose führte ein besseres Verständnis dazu, dass weniger Betroffene übersehen werden.

Die wachsende Sichtbarkeit von ADHS und Autismus sorgt dafür, dass sich mehr Menschen mit diesen Diagnosen auseinandersetzen – manchmal voreilig, oft aber aus echter Not. Doch während das Bewusstsein steigt, hinkt die medizinische Versorgung hinterher. **Lange Wartezeiten und schwer erreichbare Fachstellen treiben viele dazu, sich selbst zu helfen, auch ohne fundierte Unterstützung.**

Die eigentliche Frage sollte also nicht sein, ob es gerade zu viele Diagnosen gibt, sondern wie wir sicherstellen, dass neurodivergente Menschen (besonders mit ADHS oder im Autismus-Spektrum) schneller und verlässlich die Hilfe bekommen, die sie brauchen. Denn das Problem liegt nicht in der Häufigkeit der Diagnosen – sondern darin, dass viele, vor allem weibliche Personen noch immer jahrelang übersehen oder fehldiagnostiziert werden.

Eine Übersicht zu den häufigsten Strategien von weiblich sozialisierten Menschen, die Diagnosen nach wie vor erschweren, hat Aisha Zafar in der Tabelle zusammengestellt.

Überleben im neurotypischen Umfeld: Häufige (unbewusste) Anpassungsstrategien bei ADHS und Autismus

Masking (soziale Anpassung)

Bewusstes und unbewusstes Imitieren von sozialen Verhaltensweisen, Körpersprache, Mimik und Small Talk zur Verbergung neurodivergenter Merkmale

Übermäßige Strukturierung des Alltags

Nutzung starrer Routinen und detaillierter Planungstools, um Defizite in exekutiven Funktionen zu kompensieren

Perfektionismus und Überkompensation

Überhöhte Selbstansprüche kaschieren Defizite in Aufmerksamkeit und Impulskontrolle. Gründlichkeit wird oft als Kompetenz missverstanden.

Hyperfokus auf spezifische Interessen oder Arbeit

Herausragende Leistungen in einzelnen Bereichen verdecken Schwierigkeiten in anderen Lebensbereichen, zum Beispiel Haushalt oder soziale Interaktion.

Erhöhte Selbstkontrolle

Unterdrückung von Impulsivität und Emotionen in sozialen Kontexten, häufig begleitet von Rückzug in reizärmere Umgebungen, um mentale Erschöpfung zu vermeiden

Kompensation durch schriftliche Kommunikation

Bevorzugung schriftlicher gegenüber direkter sozialer Interaktion, um Missverständnisse zu vermeiden

Kognitive Kompensation

Hohe intellektuelle Leistungen und intensives Fachwissen lenken von organisatorischen und sozialen Schwierigkeiten ab.

Selbstkritik und intensive Vorbereitung

Übermäßige Selbstreflexion und Vorbereitung auf soziale oder berufliche Aufgaben kaschieren Unsicherheiten, während neurodivergente Merkmale unerkannt bleiben.

Erschöpfung und Rückzug im privaten Umfeld

Nach dem Einsatz von Masking und anderen Strategien in der Öffentlichkeit treten im privaten Bereich Rückzug und emotionale Erschöpfung auf, was die Symptomatik verdeckt.

Angepasst, leistungsorientiert und übersehen: Warum ich so spät zu meiner Diagnose kam

Lesezeit: 14 Min.

Wenn ich von vermeintlich »typisch männlichen« oder »typisch weiblichen« Merkmalen oder Herausforderungen spreche, meine ich damit keine biologischen Fakten, sondern gesellschaftliche Stereotype und Rollenzuschreibungen. Diese Vorstellungen sind sozial konstruiert, kulturell geprägt und historisch gewachsen. Oft sagen sie mehr über die Erwartungen an Menschen aus als über die Menschen selbst.

In Wirklichkeit unterscheiden sich zwei Menschen häufig

stärker voneinander als ganze Gruppen. Außerdem sind solche Kategorien nie allgemeingültig: Was in einer Gesellschaft als »typisch weiblich« gilt, kann woanders ganz anders bewertet werden. Deshalb sind solche Zuschreibungen nie universell, sondern immer davon abhängig, welche gesellschaftlichen Normen gerade vorherrschen. Genau das ist wichtig, wenn wir über ADHS und Autismus sprechen: **Es geht nicht darum, ob Frauen biologisch anders neurodivergent sind – sondern darum, dass ihre Neurodivergenz gesellschaftlich anders wahrgenommen wird und sie sich oft anpassen (müssen).**

Von der Suche nach Erziehungstipps und einer unerwarteten Erkenntnis

Ende 2019 suchte ich zum ersten Mal einen Therapieplatz – nicht für mich, dachte ich damals. Ich wollte lernen, mein Kind besser zu verstehen, und Wege finden, wie wir nicht ständig aneinandergerieten. Immer wieder eckte es auch in der Betreuungseinrichtung mit seinem impulsiven Verhalten an – so wie ich früher als Kind. Doch während ich es bei mir mit meinen Lebensumständen erklärte, verstand ich nicht, warum mein Kind sich so oft gegen Regeln stellte und so intensive Gefühle zeigte – zumal es doch so behütet aufwuchs.

Meine Eltern waren gerade mal 20, als ich 1984 im Osten der damaligen Tschechoslowakei geboren wurde – mitten im Studium, jung, überfordert. Vier Jahre später trennten sie sich, und meine Mutter floh – auf der Suche nach einem neuen Zuhause für uns zwei – zu ihren Brüdern nach München. Ich blieb etwa sechs Monate allein mit meinem Vater im Studentenwohnheim in Bratislava zurück. Zum ersten Mal musste er sich wirklich um mich kümmern, und nicht nur kurz abends oder am Wochenende. Gerade als wir uns an diesen neuen Alltag gewöhnt hatten, stand plötzlich meine Mutter vor mir, nach einem halben Jahr mit nur wenig Kontakt und ohne Vorwarnung.

Sie holte mich aus dem Kindergarten ab. Keine Zeit für Fragen, nur hastige Vorbereitungen, spürbare Anspannung und das Gefühl, dass gerade etwas passierte, das ich nicht begreifen konnte.

Statt nach Hause ging es ins Auto, wo mein Onkel auf uns wartete. Ich wusste nicht, wohin die Reise führte oder warum sie so eilig war. Ich wusste nur, dass ich viele Stunden im Auto schlief – und als ich aufwachte, nicht mehr in Bratislava, sondern in München war. Mein Zuhause, mein Vater, meine Sprache – all das blieb zurück, bevor ich überhaupt verstehen konnte, dass es für immer war.

Ich sprach kein Wort Deutsch, wurde mitten im Jahr in keinem Kindergarten mehr aufgenommen, bevor ich eingeschult wurde, und niemand hatte die Kapazitäten, mich in der neuen Umgebung einzugewöhnen. Ich erzähle das, um zu erklären, warum ich rückblickend dachte, dass mein Verhalten als Kind »auffällig« war – weil ich Erfahrungen gemacht hatte, die von Unsicherheit, Anpassungsdruck und fehlender Unterstützung geprägt waren.

Mein Kind hingegen wächst in einem stabilen Umfeld auf, mit Eltern, die sich bewusst auf seine individuellen Bedürfnisse einlassen. Es erfährt Sicherheit, Zugehörigkeit und Begleitung – all das, was mir damals oft fehlte. Deshalb war es für mich naheliegend, dass mein Verhalten als Kind eine Reaktion auf meine Erfahrungen gewesen sein musste. Umso weniger konnte ich nachvollziehen, warum mein Kind – trotz all dieser Stabilität – so intensiv fühlte und häufig aufbegehrte. Hatte ich etwas falsch gemacht? Gab es eine Erklärung, die ich übersah?

In der Therapie stellte sich heraus, dass mein Kind sich altersgerecht verhält – vielleicht etwas wilder, autonomer und reizbarer als der Durchschnitt, aber keineswegs so außergewöhnlich, wie es sich für mich anfühlte.

Ich wollte mein Kind verstehen – und fand mich selbst

Statt weiter den Fokus auf mein Kind zu legen, wurde schnell klar: Ich muss bei mir anfangen. Mein inneres Chaos, meine Impulsivität, meine Überforderung – das alles hatte eine Geschichte. **Woher kamen meine intensiven Emotionen als Mutter? Warum diese plötzliche, überwältigende Wut, die ich so vor meinen Kindern nicht kannte? Und wie konnte ich lernen, sie besser zu regulieren?**

Immer wieder scheiterte ich daran, nicht laut zu werden oder mein Kind in einer Kurzschlussreaktion fester am Arm zu halten als eigentlich nötig, und genau so wollte ich auf keinen Fall sein. Schließlich wusste ich nur zu gut, wie es sich anfühlt, das Kind in so einer Situation zu sein.

Gleichzeitig fiel mir auf, dass mein Alltag – abgesehen von meiner Mutter – oft deutlich chaotischer wirkte als bei den meisten Menschen um mich herum. Sowohl im Berufsleben als auch privat fiel es mir superschwer, mich zu konzentrieren.

Während der Arbeit kreisten meine Gedanken ständig um zu Hause, und sobald ich zu Hause war, dachte ich an die Arbeit.

Hinzu kam eine permanente innere Unruhe. Ich fühlte mich getrieben von einer Tätigkeit in die nächste, musste immer etwas tun, konnte nie wirklich abschalten. Trotz all dieser Rastlosigkeit hatte ich das Gefühl, nichts mit der nötigen Sorgfalt zu erledigen – als würde ich gleichzeitig rennen und straucheln, ohne je irgendwo wirklich anzukommen.

Warum Erfolg kein Ausschlusskriterium für ADHS ist

Schließlich sprach ich meine damalige Therapeutin darauf an, dass ich wegen meiner Konzentrationsschwierigkeiten und des ständigen Bewegungsdrangs überlegte, ob ich vielleicht ADHS haben könnte. Sie kannte sich mit dem Thema zwar nicht aus, ließ mich aber einen Schnelltest (keine Diagnose, nur zur Orientierung) ausfüllen.

Das Ergebnis zeigte eine leichte bis moderate ADHS-Tendenz an, aber da ich bis dahin so »erfolgreich« und »unauffällig« durchs Leben gekommen war, sahen wir keinen weiteren Handlungsbedarf. Little did I know!

Damals war mir noch nicht bewusst, dass es weniger darauf ankommt, welche Ziele jemand erreicht, sondern wie viel Anstrengung es kostet, dorthin zu gelangen. Auch in der Therapie sahen wir nicht, wie stark meine Schwierigkeiten mit Emotionsregulierung und Impulsivität tatsächlich mit einer ADHS zusammenhingen – und nicht nur eine Folge von Stress waren.

Nach den ersten zwölf Terminen beendete ich die Therapie, da ich das Gefühl hatte, meine Wut einigermaßen zu verstehen und regulieren zu können. Mehr Ruhe im Alltag und die Möglichkeit, dass ich mir Zeit für mich nehmen konnte – was für viele kaum möglich ist –, halfen mir, weniger unter Strom zu stehen.

Die Pandemie veränderte zusätzlich unsere Rahmenbedingungen: Dank flexibler Homeoffice-Regelungen waren wir nicht mehr täglich quer durch die Stadt unterwegs, konnten Haushalt und Kinderbetreuung besser untereinander aufteilen.

Gleichzeitig begann ich eine Ausbildung zur Doula – einer nichtmedizinischen Geburtsbegleiterin, die werdende Mütter emotional und praktisch während der Geburt unterstützt. Diese Ausbildung eröffnete mir eine völlig neue Welt und gab meiner Erwerbsarbeit einen tieferen Sinn. Rückblickend war es vermutlich weniger die Therapie, die mich ausgeglichener machte – sondern die veränderten Umstände. Das Thema ADHS schien erst mal erledigt – doch in Wahrheit war es nur ein Zwischenstopp. Ich brauchte noch ein paar Umwege, bis ich mir wirklich eingestehen konnte: Es ist nicht einfach nur Stress. Mein Gehirn funktioniert tatsächlich anders.

Mir ist bewusst, dass ich in dieser Phase auf Ressourcen zurückgreifen konnte, die vielen fehlen – wie eine gleichberechtigte Partnerschaft, flexible Arbeitszeiten, Homeoffice, Kinderbetreuung und finanzielle Möglichkeiten, mich fortzubilden. Diese Voraussetzungen sind alles andere als selbstverständlich. Sie spiegeln nicht meine persönlichen Leistungen wider, sondern strukturelle Privilegien.

Social Media als Wendepunkt

So vergingen weitere vier Jahre, bis ADHS plötzlich wieder in mein Leben trat. Erst durch Social Media erfuhr ich, dass ADHS nicht nur »zappelige Jungs« betrifft, sondern auch Menschen mit Universitätsabschluss, sichtbarem Erfolg oder einem nach außen hin geordneten Leben – und genauso jene, die nie die Chance hatten, ihr Potenzial zu zeigen, weil sie verdeckte Kämpfe führten.

Das Buch *Kirmes im Kopf* von Angelina Boerger öffnete mir endgültig die Augen dafür, dass ADHS bei Frauen oft ganz anders aussieht als das stereotype Bild, das viele vor Augen haben.

Mehr noch: **Es gibt nicht *die* ADHS-Person**. Wir alle sind Individuen, und die Art, wie sich ADHS zeigt, liegt auf einem Spektrum – mal subtiler, mal deutlicher und oft wandelbar im Laufe des Lebens. Ich erkannte mich in immer mehr Merkmalaufzählungen und Erfahrungsberichten wieder, versank tage- und vor allem nächtelang im ADHS-»Rabbit Hole« (siehe Kapitel 5, Hyperfokus) und *rückblickend ergab plötzlich alles Sinn*.

Und jetzt bitte sanfte Filmmusik im Hintergrund vorstellen: All die Herausforderungen, die ich als Kind, Teenager und später im Studium hatte, sogar die vielen abenteuerlichen und seltsamen Erlebnisse, die – aus irgendeinem Grund – immer mir passierten, wirkten plötzlich nicht mehr so zufällig. Ein Puzzleteil nach dem anderen fiel an seinen Platz. **Das »zu unorganisiert«, »zu inkonsequent« oder »zu unfähig« wurde ersetzt durch ADHS. Meine Erinnerungen bekamen einen neuen Anstrich.**

Typische ADHS-Erlebnisse in der Rückschau verstehen

Zum Beispiel hatte ich erst wenige Wochen – eher Tage – bevor ich alle Scheine und meine Diplomarbeit einreichen musste, bemerkt, dass mir zwei Punkte fehlten. Eine ganze Klausur! Studium fast abgeschlossen, aber eben nur *fast*.

Und das Beste? Mir fiel es an einem Samstag um vier Uhr morgens auf – nach einer durchfeierten Nacht, während ich schlaflos im Bett lag und gedanklich meine Punkte zählte. Plötzlich war ich hellwach. Die Stunden bis Montag zogen sich endlos, während ich nur darauf brannte, endlich jemanden zu erreichen und das Problem irgendwie zu lösen.

Eigentlich hätte das ein weiteres Semester bedeutet, doch dafür war keine Zeit mehr, weil ich bereits einen Arbeitsvertrag unterschrieben hatte. Aber irgendwie gelang es mir am Telefon, einen Professor davon zu überzeugen, mir eine meiner außerschulischen Leistungen aus einem Förderprojekt des Wirtschaftsministeriums für sein thematisch passendes Fach anrechnen zu lassen. Zack, plus zwei Punkte!

Diese Geschichte zeigt meine ADHS at its best:

- erst Verplantheit, dann
- plötzliche Panik, schlaflose Nächte und
- am Ende eine kreative Lösung in letzter Sekunde.

So etwas kennst du bestimmt auch von dir.

Je mehr ich mein Leben Revue passieren ließ, desto klarer wurde mir, wie vieles – die Schusseligkeit, das Chaos, meine Risikofreude, aber auch der Ideenreichtum, die Fähigkeit, in kürzester Zeit riesige Mengen an Informationen aufzusaugen, meine Lösungsorientierung und mein stark ausgeprägter Gerechtigkeitssinn – tatsächlich mit ADHS zu tun hatte.

Eigenschaften, die ich früher als persönliche »Fehler« gesehen hatte, fügten sich in ein größeres Bild und ergaben mehr Sinn. Diese Erkenntnis gab mir Mut, weil sie mir half, mich selbst nicht mehr so oft als »falsch« oder problematisch zu empfinden. Zum ersten Mal konnte ich meine Eigenarten mit mehr Verständnis und Nachsicht betrachten – nicht als etwas, das unbedingt korrigiert werden muss, sondern als einen Teil von mir, der ebenso seine Stärken hat. Einer dieser Teile? Meine Impulsivität – besonders, wenn ich Ungerechtigkeit sehe. Ich konnte mich noch nie zurückhalten, wenn es unfair zuging. In solchen Momenten wirft meine Impulsivität jede Vorsicht über Bord – ich *muss* mich einmischen. Unzählige Male habe ich mir vorgenommen, es künftig ruhiger anzugehen – besonders als Mutter. Hat's jemals funktioniert? Nope. Zum Glück hat mir diese Eigenschaft bisher nur die ein oder andere peinliche Situation eingebrockt – nie echte Gefahr. So wie neulich am ersten Schultag, als ich mit den anderen Erstklasseltern während der großen Pause gemütlich beim Kaffee saß und mitbekam, wie ein paar ältere Kinder das Schulmaskottchen – eine große, verkleidete Maus – von hinten schubsten und traten.

Niemand griff ein. Ich dagegen verschüttete fast meinen Kaffee, sprang wie ein Ninja dazwischen und rief – etwas zu emotional: *»Da ist ein echter Mensch drin, und ihr tut ihm weh!«* Die Kinder stoppten sofort, sichtlich irritiert von mir. Und die Eltern? Ich meine ihre verwirrten Blicke gespürt zu haben. War es mir ein bisschen peinlich? Absolut. Würde ich's wieder tun? Ziemlich sicher. Viele ADHSler*innen berichten von solchen spontanen Gerechtigkeitssprints, ohne Rücksicht auf soziale Gepflogenheiten oder sogar Gefahr.

Was wäre gewesen, wenn ich alles schon früher gewusst hätte?

Eine Mischung aus Erleichterung, Wut und Trauer machte sich breit. Erleichterung, weil plötzlich so vieles in meinem Leben Sinn ergab. Wut, weil ich jahrelang so streng mit mir selbst gewesen war, mich zur Anpassung gedrängt und dabei meine eigenen Grenzen ignoriert hatte, und Trauer, weil ich mich unweigerlich fragte, wie anders mein Leben verlaufen wäre, wenn ich und auch meine Umgebung all diese Informationen schon früher gehabt hätten. Wenn das System mich nicht so lange unsichtbar gemacht hätte – mit seinen lückenhaften Diagnosekriterien, stereotypen Bildern und fehlender Aufklärung.

Dann kamen Sorgen auf: Was bedeutet das für meine Familie? Ich ging gedanklich unzählige Situationen mit meinen Kindern durch und fragte mich, ob eine diagnostische Abklärung auch für sie sinnvoll wäre. Schließlich hat ADHS eine starke genetische Komponente.[15]

Aber ich wusste auch: Eine Diagnose zu bekommen, ist ein Kampf. Selbst wenn es so weit kommt, bleibt vieles ungewiss. Die Diagnose hängt oft davon ab, wer sie stellt und wie viel Wissen zum Beispiel über neurodivergente Mädchen oder Masking vorhanden ist.

Für Kinder, die in der Schule »unauffällig« sind und irgendwie still durchs System gleiten, ist die Hürde für eine Diagnose besonders hoch. Doch »unauffällig« bedeutet nicht, dass es keine Schwierigkeiten gibt. Auch wenn der (Schul-)Alltag für die Familie ein täglicher Kraftakt ist, reicht das oft nicht als Nachweis – solange die Probleme nicht durch auffälliges Verhalten im Unterricht oder schlechte Noten sichtbar werden.

Bei Erwachsenen ist es glücklicherweise anders – hier wird anerkannt, dass auch subjektiv empfundene Belastung relevant ist. Meine Kolleg*innen oder mein Chef würden sicher überrascht sein, wenn sie von meiner Diagnose etwas wüssten.

Es gibt noch viel Aufklärungsbedarf – auch für Fachpersonal. Ein besseres Verständnis für Neurodivergenzen wie ADHS, Autismus, Hochsensibilität und das PDA-Profil (Pathological Demand Avoidance), für das Phänomen des Maskings sowie die neuesten Erkenntnisse aus der Genderforschung – insbesondere zum unterschiedlichen Erscheinungsbild bei weiblich sozialisierten Personen – könnte so vielen Menschen helfen, früher und leichter Unterstützung zu erhalten.

Angesichts der aktuellen Herausforderungen im Gesundheitssystem ermutigt die Erziehungsexpertin und Bestsellerautorin Nora Imlau in ihrem Podcast »Aller Anfang«[16] Eltern, schon beim bloßen Verdacht auf Neurodivergenz ihr Kind so einfühlsam zu begleiten, als wäre die Diagnose bereits gestellt. Das können auch wir Erwachsene uns für uns abschauen. Das bedeutet, auf unsere individuellen Bedürfnisse einzugehen, Verständnis für unsere Besonderheiten zu haben und gezielt um Unterstützung zu bitten, anstatt auf den bürokratischen Segen zu warten, den das System einem allzu oft schuldig bleibt.

Wer es sich leisten kann, als Selbstzahler eine Therapie zu beginnen, findet oft schneller einen Platz – aber das ist natürlich nur den wenigsten möglich. Die Unterschiede im Zugang zu Diagnostik und Behandlung sind groß, und viele Menschen müssen monatelang auf Kassenplätze warten. Umso wichtiger ist es, bei privaten Angeboten genauer hinsehen, wer die Therapie durchführt. ADHS ist ein lukrativer Markt geworden, und nicht alle, die damit Geld verdienen, haben die nötige Qualifikation oder arbeiten seriös. Deshalb ergibt es Sinn, sich vor Therapien oder kostenpflichtigen Programmen gut zu informieren und auf anerkannte Fachleute wie Psychiater oder psychologische Psychotherapeuten zurückzugreifen. Für Menschen, die dringend Unterstützung brauchen, kann das ihre Unsicherheit und Belastung noch weiter verstärken – in einer Situation, die ohnehin schon schwierig genug ist. Es ist auch nicht die Verantwortung Einzelner, sondern ein strukturelles Versagen, wenn Menschen auf unqualifizierte Angebote angewiesen sind. Nach meiner ersten Diagnose suchte ich gezielt nach einer ADHS-spezifischen Therapie – und landete bei einer selbst ernannten Expertin, die sich leider als völlige Enttäuschung entpuppte. Ihre Ahnungslosigkeit war so krass, dass ich kurz an eine versteckte Kamera glaubte. Sie erzählte mir etwas von Waldaufenthalten, die meine ADHS ganz schnell verschwinden lassen würden – als wäre ich einfach zu selten barfuß über Moos gelaufen. Außerdem sei mein bisheriger Werdegang viel zu erfolgreich, um wirklich neurodivergent zu sein. Ich solle mich lieber mit Hochsensibilität beschäftigen. Ein Softlabel, das viele bevorzugen, weil es angenehmer klingt – eine vermeintlich sanfte Alternative zu den stigmatisierten »Störungen« wie ADHS.

Zusätzlich vermutete sie, mein stressiger Alltag mit mittlerweile vier Kindern sei der eigentliche Auslöser meiner Beschwerden. Als ich ihr erzählte, dass ich bereits im Studium mit ähnlichen Herausforderungen zu kämpfen hatte, winkte sie nur ab: *»Studieren ist halt schwer und auch sehr stressig.«*

Die Annahme, dass es sich »nur um Stress« und nicht um ADHS handelt, ist weit verbreitet. Stress kann die Ausprägungen zwar verstärken, insbesondere wenn stressbedingte Konzentrationsprobleme und ADHS-bedingte Aufmerksamkeitsschwierigkeiten sich überlagern – wie ich weiter oben (im Abschnitt »Alles nur zu viel Stress?«) bereits aus eigener Erfahrung geschildert habe. Doch anders als vorübergehende Belastungsreaktionen verschwinden die Herausforderungen bei ADHS auch in ruhigeren, entspannteren Lebensphasen nie völlig. Dabei spielt nicht nur die äußere Belastung eine Rolle – auch unser Hormonhaushalt hat einen erheblichen Einfluss darauf, wie stark sich neurodivergente Merkmale zeigen. Besonders deutlich wird das in Zeiten großer hormoneller Umstellungen.

Wie weibliche Hormone neurodivergente Merkmale beeinflussen können

Lesezeit: 7 Min.

Forscher*innen beschreiben Lebensphasen mit starken Hormonschwankungen – wie die Pubertät, die Perimenopause oder die ersten Monate nach der Geburt (Muttertät/Matreszenz) – als besonders sensible Zeiten für die mentale Gesundheit.[17] In diesen Phasen ist die emotionale Regulation oft erschwert, während gleichzeitig das Risiko für psychische Erkrankungen wie Depressionen oder Angststörungen steigt.

Studien[18] legen nahe, dass diese erhöhte Vulnerabilität durch biologische Faktoren beeinflusst wird, insbesondere durch Konzentrationsveränderungen der Sexualhormone Östrogen und Progesteron. Diese hormonellen Schwankungen haben nicht nur Einfluss auf die Stimmung, sondern lösen auch Anpassungsprozesse in der Gehirnstruktur und -funktion aus (Neuroplastizität), die wiederum Auswirkungen auf die psychische Stabilität haben können.[19]

Zweifache Herausforderung: Hormonelle Schwankungen und Elternschaft

Betrachten wir den Beginn der Elternschaft, treffen hormonelle Schwankungen auf eine völlig neue, oft chaotische Lebenssituation – eine doppelte Herausforderung. Neuere Studien legen nahe, dass es einen starken Zusammenhang zwischen Veränderungen der Hormonkonzentration und ADHS-Merkmalen gibt. Besonders betroffen sind die exekutiven Funktionen, also die Fähigkeiten zur Planung, Konzentration und Emotionsregulation. Viele Frauen berichten, dass selbst zyklusbedingte Schwankungen spürbare Auswirkungen haben:

- Während der **ersten Zyklushälfte** (Follikelphase: vor und während des Eisprungs) fühlen sie sich oft energiegeladen, emotional ausgeglichener und besser organisiert.
- Während der **zweiten Zyklushälfte** (Lutealphase) hingegen kippt die Stimmung, Konzentration fällt schwerer, und das Energielevel sinkt.

Eine Teilnehmerin meines ADHS-Gruppentrainings erzählte beispielsweise, dass sie in der ersten Zyklushälfte euphorisch sämtliche Verabredungen zusagt – nur um sie in der zweiten Zyklushälfte bitter zu bereuen und wieder abzusagen. Diese Beobachtung ist kein Zufall:

- Östrogenanstiege in der Zyklusmitte können impulsives Verhalten verstärken.
- Der Östrogenabfall am Zyklusende geht mit erhöhter Unaufmerksamkeit, Reizbarkeit und negativer Stimmung einher.

Diese hormonellen Effekte scheinen bei Frauen mit einer ADHS stärker ausgeprägt zu sein, da sie sensibler auf solche Konzentrationsveränderungen reagieren.

PMDS, PMS und ADHS: Wenn der Zyklus zur Achterbahn wird

Die verschiedenen Herausforderungen der lutealen Phase (zweite Zyklushälfte) werden unter dem Begriff prämenstruelles Syndrom (PMS) oder – bei besonders starker Ausprägung und hohem Leidensdruck – als prämenstruelle dysphorische Störung (PMDS) zusammengefasst. Während PMDS in der allgemeinen Bevölkerung etwa **2 bis 8 Prozent** der Frauen im gebärfähigen Alter betrifft, zeigen Untersuchungen, dass bis zu **46 Prozent** der Frauen mit ADHS von PMDS betroffen sein können.[20]

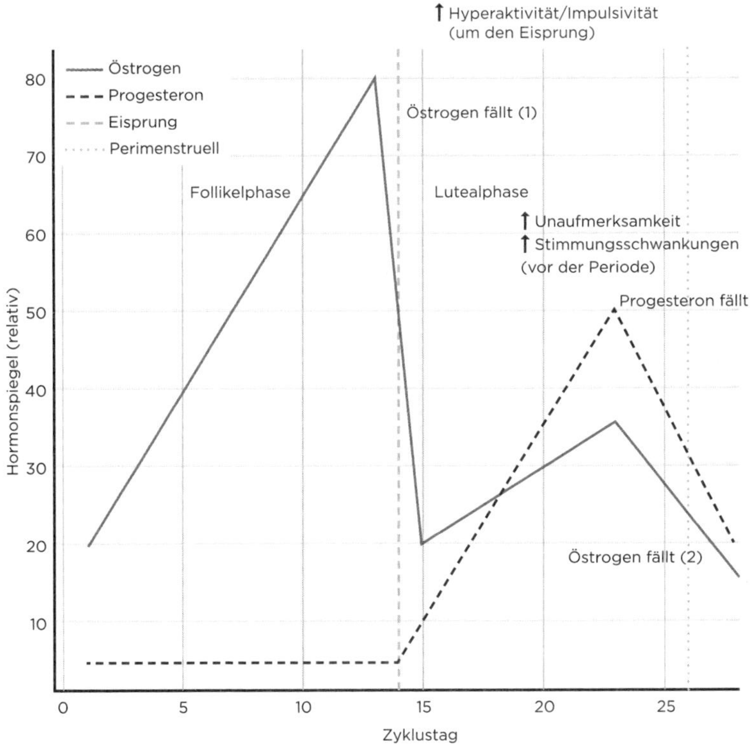

Zyklischer Verlauf von Östrogen, Progesteron und ADHS-Symptomveränderungen[21]

Man geht aktuell davon aus, dass die verstärkte Ausprägung von ADHS-Merkmalen in bestimmten Zyklus- oder Lebensphasen vor allem mit dem Hormon **Östrogen** und dessen Abfall zusammenhängt (siehe Abbildung).

- **Östrogen moduliert** unter anderem die Verfügbarkeit und Wirkung von **Dopamin**, einem Botenstoff, der eine wichtige Rolle für **Konzentration, Motivation, exekutive Funktionen (wie Planung und Impulskontrolle) sowie die emotionale Regulation** spielt.
- Es steuert zudem weitere Neurotransmitter (Botenstoffe und Hormone) wie **Serotonin**, das maßgeblich für die **Stimmung und das allgemeine Wohlbefinden** verantwortlich ist, sowie **Acetylcholin**, das für die **Gedächtnisbildung** eine wichtige Rolle spielt.

»Angenehmere« Phasen scheinen meist diejenigen mit einem hohen Östrogenspiegel zu sein – besonders um den Eisprung herum. Viele Frauen fühlen sich stabiler, haben Energie und bekommen Dinge leichter erledigt. Zwar treten manchmal mehr innere Unruhe und Impulsivität (Reizsuche) auf, aber die Stimmung wird insgesamt als positiv erlebt. In der zweiten Zyklushälfte, der lutealen Phase (Gelbkörperphase), kippt das häufig. Das Hormon Progesteron (auch Gelbkörperhormon genannt) übernimmt, dadurch sinkt der Östrogenspiegel, und auch seine positive Wirkung auf Dopamin (Stimmung und Konzentration) nimmt ab. Außerdem aktiviert Progesteron das beruhigende GABA-System, das zwar entspannen kann, uns aber auch antriebsloser und weniger konzentriert macht. In dieser Zeit berichten viele Frauen über erhöhte Reizbarkeit, Stimmungsschwankungen und kognitive Beeinträchtigungen (Brain Fog). Bei Frauen mit ADHS fallen diese Veränderungen aber oft besonders stark aus. Das liegt vermutlich am sensiblen Zusammenspiel von Östrogen und Dopamin. Ähnliche Muster – einschließlich einer stärkeren Ausprägung von PMS und PMDS – werden auch bei Autistinnen beobachtet. Neben den

Hormonschwankungen können auch erhöhte sensorische Empfindlichkeiten eine Rolle spielen, da sich körperliche Wahrnehmungen (wie Geruchsinn oder körperliche Empfindlichkeit) während des Zyklus verändern und verstärken.

Schwangerschaft, Wochenbett und der tiefe Fall nach der Geburt

Während der Schwangerschaft steigen sowohl Östrogen als auch Progesteron massiv an, bleiben jedoch über den Verlauf relativ stabil. Viele neurodivergente Frauen berichten in dieser Zeit von einer spürbaren Besserung ihrer ADHS-Beschwerden.[22]

Vermutlich verbessert der hohe und stabile Hormonspiegel die Dopaminverfügbarkeit im Gehirn. Doch nach der Geburt folgt ein drastischer Abfall dieser Hormone – unter anderem durch die Ablösung der Plazenta, die maßgeblich für die hohe Hormonproduktion verantwortlich ist.

Dieser hormonelle Einbruch kann nicht nur neurodivergente Merkmale verstärken, sondern auch das Risiko für postpartale Depressionen und Angststörungen erhöhen – bis auf das Fünffache im Vergleich zu Frauen ohne ADHS.

Dieser plötzliche hormonelle Umschwung kann also zu einer intensiveren Ausprägung von ADHS-Merkmalen wie Unaufmerksamkeit und emotionaler Dysregulation (starken Stimmungsschwankungen) führen und den allgemeinen Anpassungsdruck erheblich verstärken. Das deutet darauf hin, dass weniger die absolute Konzentration der Hormone, sondern vielmehr der schnelle Abfall und die damit verbundenen Schwankungen für die Verschlechterung verantwortlich sind.

Zyklustracking: Ein erster Schritt zur Entlastung

Es ist also durchaus sinnvoll, den Einfluss von Hormonen auf Neurodivergenz weiter zu erforschen und diesem Thema auch privat mehr Aufmerksamkeit zu schenken. Ein einfaches, aber effektives Tool ist das **Tracken des eigenen Zyklus**, um Stimmung, Energielevel und neurodivergente Merkmale wie Impulsivität, Gedächtnisleistung oder Entscheidungsfähigkeit im Verlauf zu beobachten.

Denn es gibt auch Hinweise darauf, dass ADHS-Medikamente in der zweiten Zyklushälfte schlechter wirken.[23] Manche Frauen berichten sogar, dass sie in dieser Zeit kaum eine Wirkung feststellen, wenn sie bei ihrer gewohnten Dosis bleiben. Als würden sie plötzlich Smarties essen.

Eine große Umfrage mit fast 2000 Frauen ergab, dass in der zweiten Zyklushälfte (ab etwa Zyklustag 21) folgende Verschlechterungen am häufigsten auftraten:[24]

- Reizbarkeit (80 %)
- Stimmungsschwankungen (79 %)
- Krämpfe oder Unwohlsein (78 %)
- Anspannung/Angst (68 %)
- Mangel an Fokus/Konzentration (66 %)

Eine erste Studie konnte bereits zeigen, dass eine zyklusabhängige Anpassung der Medikation ADHS-Beschwerden verbessern kann.[25] Alle Teilnehmerinnen entschieden sich, auch nach Abschluss der Studie weiterhin ihre Dosierung an ihren Zyklus anzupassen – ein klarer Hinweis darauf, wie stark hormonelle Schwankungen die Beschwerden beeinflussen können.

Hormonelle Umstellungen im gesamten Lebensverlauf

Wie bereits erwähnt, beeinflussen nicht nur zyklusbedingte Schwankungen, sondern auch andere hormonelle Übergangsphasen im Lebensverlauf – von der Pubertät über die Muttertät bis hin zur Perimenopause – die Ausprägung von ADHS- und Autismus-Merkmalen erheblich.

Die folgende Übersicht, erstellt von der Ärztin Aisha Zafar, gibt einen Eindruck davon, wie sich Merkmalsausprägungen in verschiedenen Lebensphasen verändern oder verstärken können und welche hormonellen Faktoren dabei eine Rolle spielen.

Es kann also absolut sinnvoll sein, sich gemeinsam mit einer Ärztin oder einem Arzt gezielt mit dem eigenen Zyklus und möglichen Anpassungen auseinanderzusetzen.

Symptomveränderungen und -verstärkungen bei ADHS und Autismus im Lebensverlauf: Einfluss von Pubertät, Muttertät, Perimenopause und Zyklus

Pubertät

Autismus-Symptome. Der Anstieg von Östrogen und Progesteron beeinflusst die Dopaminfunktion, was bei ADHS die Impulskontrolle und Aufmerksamkeit verschlechtern kann. Höhere soziale Anforderungen verstärken häufig Unsicherheiten und führen zu verstärktem »Masking«, was das Risiko für Erschöpfung und psychische Komorbiditäten erhöht. Eine verzögerte Reifung des präfrontalen Cortex erschwert bei ADHS zusätzlich die Bewältigung dieser Phase.

»Muttertät«

Die »Muttertät« verstärkt häufig ADHS- und Autismus-Symptome durch hormonelle Schwankungen und erhöhte Anforderungen. Der postpartale Abfall des Östrogenspiegels kann bei ADHS die Regulation von Dopamin und Serotonin beeinträchtigen und die Emotionsregulation erschweren. Oxytocin fördert Bindungsprozesse, wird jedoch auch mit einer erhöhten sensorischen Empfindlichkeit in Verbindung gebracht. Schlafmangel und unvorhersehbare Anforderungen überlasten die exekutiven Funktionen und erhöhen durch sensorische Überstimulation die Stressanfälligkeit. Eine Diagnose erfolgt oft erst in dieser Phase, wenn kompensatorische Strategien nicht mehr ausreichen.

Menstruationszyklus

Hormonelle Schwankungen während des Zyklus beeinflussen die Regulation von Neurotransmittern wie Dopamin, Serotonin und Noradrenalin. Östrogen hat eine modulierende Wirkung auf diese Systeme und kann kognitive Funktionen sowie emotionale Stabilität positiv beeinflussen. Progesteron wirkt im Gegensatz dazu eher dämpfend und kann die Wirkung von Östrogen abschwächen. In der frühen Follikelphase, also zu Zyklusbeginn, führen niedrige Östrogen- und Progesteronspiegel bei vielen Frauen zu vermehrter Ablenkbarkeit und Müdigkeit. Der Anstieg von Östrogen zur Ovulation hin ist häufig mit besserer kognitiver Leistungsfähigkeit und emotionaler Stabilität verbunden. In der zweiten Zyklushälfte kann der Progesteronanstieg zu einer Verschlechterung der Symptome führen. Frauen mit ADHS oder Autismus berichten häufig von zyklusassoziierten Beschwerden wie dem prämenstruellen dysphorischen Syndrom (PMDS).

Perimenopause

Die Perimenopause ist durch einen Rückgang der Östrogenproduktion gekennzeichnet. Da Östrogen eine regulierende Rolle in den Dopamin- und Serotonin-Systeme spielt, kann sein Rückgang zu kognitiven Beeinträchtigungen wie reduzierter Aufmerksamkeit, Vergesslichkeit und erhöhter Reizbarkeit führen. Gleichzeitig können emotionale Dysregulation und Stimmungsschwankungen verstärkt auftreten. Auch in dieser Lebensphase wird häufig erstmals eine Diagnose gestellt, weil hormonelle Veränderungen bestehende Symptome verstärken und bewährte Kompensationsstrategien nicht mehr ausreichen.

Doch hormonelle Schwankungen sind nur ein Teil des Puzzles. Viele spät diagnostizierte Frauen kämpfen nicht nur mit den direkten Auswirkungen von ADHS oder Autismus, sondern auch mit einer Vielzahl begleitender Herausforderungen, die ihre Diagnose zusätzlich erschweren.

Komorbiditäten als zusätzliche Hürde: Wenn Begleiterkrankungen Diagnosen im Weg stehen

Lesezeit: 1 Min.

Im Dschungel aus dauerhafter Verantwortung, Anpassung und einem ständigen Wechsel zwischen Unter- und Überforderung suchen nur wenige Mütter professionelle Hilfe (wann auch?!). Diejenigen, die die Zeit und das Glück haben, einen Therapieplatz zu bekommen, erhalten überdurchschnittlich oft Diagnosen wie Anpassungsstörungen, Burn-out oder Depression – häufige Begleiterkrankungen (Komorbiditäten) von ADHS oder Autismus, die die darunterliegende Neurodivergenz zusätzlich verdecken. Auch die Kombination von ADHS und Autismus (AuDHS) tritt bei Mädchen und Frauen häufiger auf, als lange angenommen.

Aktuell wird geschätzt, dass etwa 30 bis 80 Prozent der Autist*innen auch ADHS-Merkmale aufweisen.[26] Diese Doppeldiagnose wird noch viel zu selten gestellt, weil es an entsprechender Aufklärung fehlt, auch unter Fachpersonen.

Und als wäre das nicht schon frustrierend genug, wird genau diese Merkmalskombination in Deutschland bislang nicht überall eindeutig abgebildet. Warum? Weil die Einführung des ICD-11, der diese Kombination ausdrücklich anerkennt, in der gesetzlichen Krankenversicherung erst voraussichtlich im Jahr 2028 erfolgen soll.

Bis dahin gilt weiterhin der veraltete ICD-10-Katalog. Dieser sieht bei bestimmten Autismus-Diagnosen vor, dass ADHS und Autismus nicht gleichzeitig diagnostiziert werden sollen. Auch wenn das nicht in allen Fällen verbindlich ist, führt es in der Praxis häufig zu Verunsicherung. Die Folge: Viele Betroffene erhalten keine vollständige Diagnose und damit oft auch nicht die passende Unterstützung.

Online ist die Vorstellung, dass Autismus und ADHS gemeinsam auftreten können, inzwischen so weit verbreitet, dass sich im Englischen ein eigener Begriff dafür etabliert hat: AuDHD. Dahinter steht eine wachsende Community von Menschen, die sich in dieser scheinbar widersprüchlichen Kombination wiedererkennen – zwischen Rückzug und Reizsuche, Ordnungsliebe und Chaos. Im deutschsprachigen Raum hat sich dafür die Bezeichnung AuDHS eingebürgert – eine inoffizielle Übersetzung, die ein Phänomen beschreibt, das weit häufiger ist, als lange angenommen. Denn: Wer beides in sich trägt, bekommt oft sehr spät oder gar keine Diagnose. ADHS- und Autismus-Merkmale können sich überlagern, verstärken oder gegenseitig verdecken. Das macht sie schwerer zu erkennen – und nach außen oft nahezu unsichtbar. Was macht diese Kombination so besonders? Was nützt einem die Doppeldiagnose? Und wie fühlt sich ein Alltag an, der zwischen Impulsivität und Erschöpfung, zwischen Strukturbedürfnis und Reizüberflutung pendelt? Das folgende Interview mit der Ärztin Aisha Zafar bietet einen wertvollen und kompakten Überblick – für alle, die sich informieren möchten oder vielleicht das Gefühl haben: »Das könnte ich sein!«

Wenn eine Antwort nicht reicht: Doppeldiagnose Autismus und ADHS – Interview mit der Ärztin Aisha Zafar (Lesezeit: 4 Min.)

Was macht die Kombination aus Autismus und ADHS so besonders – und warum lassen sich die Symptome nicht einfach getrennt betrachten?

Die Kombination von Autismus und ADHS bringt besondere Herausforderungen und auch spezifische Stärken mit sich, da sich die Symptome nicht einfach addieren, sondern in Wechselwirkung miteinander treten. Wenn Autismus »blau« ist und ADHS »rot«, entsteht kein geteiltes Bild, sondern eine neue Farbe: Lila. Die Ursprünge sind zwar klar zuordenbar, doch das Erleben, die Bewältigungsstrategien und der Unterstützungsbedarf verändern sich deutlich durch die Kombination. Betroffene zeigen Merkmale beider Diagnosen, etwa Reizempfindlichkeit, soziale Unsicherheit, innere Unruhe, Impulsivität oder Schwierigkeiten in der Emotionsregulation. Diese Symptome wirken jedoch nicht isoliert, sondern beeinflussen und verstärken sich gegenseitig. Besonders bei Mädchen und Frauen gestaltet sich die Diagnostik schwierig, da das Masking häufig auf mehreren Ebenen gleichzeitig erfolgt. Viele erhalten zunächst andere Diagnosen, etwa Angststörungen, Depressionen, Essstörungen oder eine Borderline-Persönlichkeitsstörung.

Ist es möglich, zwischen Überschneidungen und Kompensationsstrategien zu unterscheiden? Und wenn ja: Woran kann man das erkennen?

Die Unterscheidung ist möglich, aber sie erfordert viel Erfahrung. Überschneidungen zeigen sich etwa bei Reizoffenheit, emotionaler Überwältigung oder Schwierigkeiten in den Exekutivfunktionen - Phänomene, die bei beiden Diagnosen vorkommen können, jedoch auf unterschiedlichen Ursachen beruhen. Kompensationsstrategien hingegen sind bewusste oder unbewusste Anpassungen wie Strukturierung, Masking oder soziales Nachahmen. Besonders bei autistischen Frauen kann solches Verhalten fälschlich als soziale Kompetenz interpretiert werden, obwohl es meist kognitiv gesteuert ist und viel Energie kostet. Hinweise auf eine Kompensation ergeben sich oft durch die biografische Anamnese, den Vergleich von Selbst- und Fremdwahrnehmung sowie durch Beobachtungen von Stressreaktionen oder kontextabhängigen Veränderungen. In der Praxis ist diese Differenzierung essenziell, um Fehldiagnosen zu vermeiden und realistische therapeutische Ziele zu setzen. Menschen, die stark kompensieren, sind nicht weniger betroffen, sondern oft besonders erschöpft und überlastet. Deshalb ist es wichtig, hinter das äußere Verhalten zu blicken und das innere Erleben ernst zu nehmen.

Welche Merkmalsausprägungen zeigen sich bei AuDHS besonders häufig bei Frauen?

Frauen mit AuDHS zeigen häufig ein komplexes und ambivalentes Merkmalsbild. Ein starkes Bedürfnis nach Struktur und Vorhersehbarkeit steht oft im Spannungsfeld mit einer gleichzeitigen Suche nach Neuem und Abwechslung. Der Wunsch nach Nähe kollidiert mit dem Bedürfnis nach Rückzug. Der Impuls zur Kommunikation trifft auf die Überforderung durch Reizüberflutung. Und der Wunsch nach Kontrolle steht im Gegensatz zur eigenen

Impulsivität. Typisch sind zudem eine ausgeprägte sensorische Sensibilität und eine hohe emotionale Empfänglichkeit - insbesondere für zwischenmenschliche Spannungen, unausgesprochene soziale Signale oder wahrgenommene Ungerechtigkeit. Diese werden ergänzt durch kreative, detailorientierte und tief reflektierende Denkweisen sowie eine ausgeprägte Beobachtungsgabe und Empathiefähigkeit. Viele dieser Eigenschaften werden im Umfeld als »Hochsensibilität« interpretiert - sind jedoch häufig Ausdruck einer neurodivergenten Grundstruktur. Besonders Frauen mit AuDHS entwickeln früh soziale Kompensationsmechanismen. Statt äußerlich auffälliger Symptome treten dann eher innere Anzeichen in den Vordergrund: starke Unruhe, chronische Selbstzweifel, emotionale Überforderung oder sozialer Rückzug. Über Jahre hinweg gelingt es vielen, sich anzupassen. Nicht selten führt diese mentale Dauerbelastung zu Depressionen, Angststörungen oder Burn-out - häufig, ohne dass die zugrunde liegende Neurodivergenz überhaupt erkannt wird. Eine Diagnostik, die Maskierungs- und Kompensationsmechanismen bei Frauen einbezieht, ist daher unverzichtbar.

Inwiefern kann eine Doppeldiagnose helfen, passende Unterstützung oder eine stimmige Therapie zu finden?

Viele betroffene Frauen erhalten zunächst nur eine ADHS-Diagnose - und spüren dennoch, dass etwas fehlt. Sie erhalten oft Unterstützung, die nicht greift, weil sie an ihrer tatsächlichen Lebensrealität vorbeigeht. Was für ADHS hilfreich ist, kann autistische Anteile überfordern - und umgekehrt. Erst die Kombination beider Perspektiven ermöglicht ein umfassenderes Verständnis für das eigene

Erleben: Warum Struktur so wichtig ist und gleichzeitig schwerfällt. Warum Reizüberflutung so schnell eintritt, aber trotzdem ein starkes Bedürfnis nach Input besteht. Bei einer Doppeldiagnose geht es aber auch um den Zugang zu strukturellen Hilfen. Da Autismus als tiefgreifende Entwicklungsstörung gilt, ergeben sich je nach Ausprägung erweiterte Möglichkeiten im Bereich von Teilhabe, sozialrechtlichen Leistungen und Unterstützungsangeboten. Dazu zählen beispielsweise Autismustherapie, ein Pflegegrad oder ein Schwerbehindertenstatus. Auch bei einer reinen ADHS-Diagnose können solche Leistungen im Einzelfall beantragt werden – für Autismus gelten jedoch andere gesetzliche Grundlagen. Darüber hinaus hat die Doppeldiagnose auch eine entlastende Wirkung für die Betroffenen selbst. Sie hilft, das eigene Erleben einzuordnen, sich nicht länger als »falsch« oder »fremd« zu empfinden, und eröffnet einen Weg zu mehr Selbstakzeptanz, Autonomie und passender Unterstützung. AuDHS ist mehr als eine Schnittmenge. Es ist ein eigenständiges, vielschichtiges Profil. Eine differenzierte Diagnostik und ein tiefes Verständnis der Wechselwirkungen sind entscheidend, um Menschen nicht nur zu diagnostizieren, sondern wirklich zu verstehen und langfristig wirksam zu begleiten.

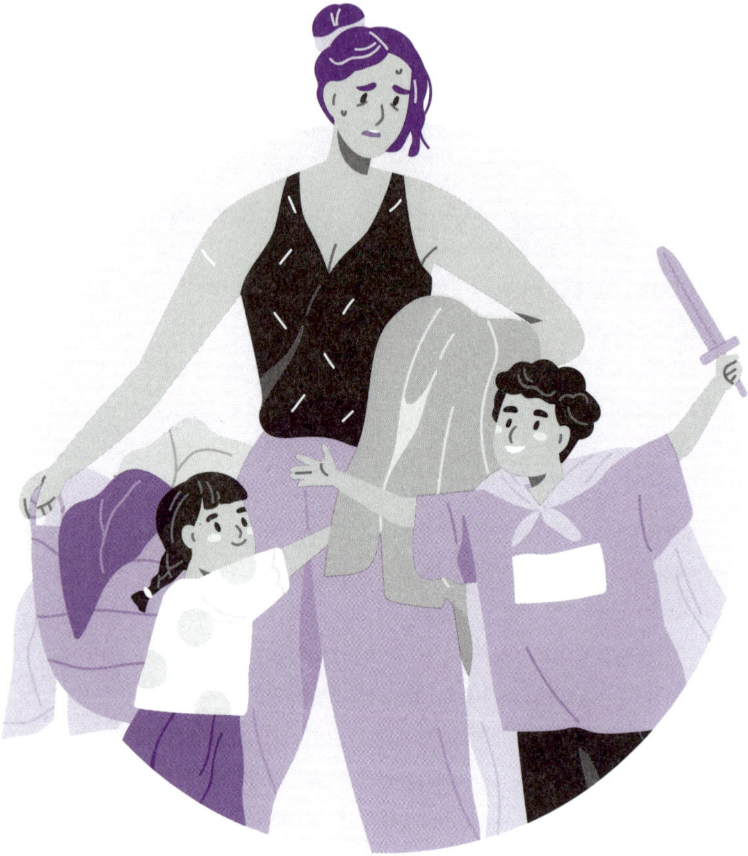

Kapitel 2
Zwischen Wäschebergen und Weltuntergang – Alltagsbewältigung für neurodivergente Mütter

Struktur, Routinen, Planung – für viele Menschen sind sie der Schlüssel zu einem funktionierenden Alltag. Doch was, wenn genau diese Dinge einem immer wieder entgleiten? Wenn man sich immerzu bemüht, alles auf die Reihe zu kriegen – und am Ende des Tages doch nur eine chaotische Spur aus angefangenen Aufgaben hinterlässt?

Jana Heinicke beschreibt in diesem Gastbeitrag, wie herausfordernd ihr Alltag schon vor der Mutterschaft war – und wie sich mit einem Kind die Anforderungen nicht nur verdoppelten, sondern auch mit einem ordentlichen Batzen gesellschaftlicher Erwartungen vermischten. Sie erzählt von »Rumrödeltagen« und dem ständigen Ringen um Ordnung in einem Leben, in dem Struktur nicht einfach »erlernt«, sondern täglich neu verhandelt werden muss – vor allem wenn das eigene Gehirn so gar nicht für Routinen gemacht ist.

Jana Heinicke ist Autorin und bringt mit ihren Büchern und Texten, darunter *Aus dem Bauch heraus: Wir müssen über Mutterschaft sprechen*, komplexe, gesellschaftlich relevante Themen auf den Punkt – oft mit Humor, immer mit Tiefgang. Auf Instagram folgen ihr aktuell 74 000 Menschen, die ihre klugen feministischen Analysen, ihre ungeschönten Einblicke in die Mutterschaft und ihre treffenden Beobachtungen zum täglichen Alltagstrubel feiern. Ihr Gastbeitrag nimmt uns mit in einen Alltag, der vielen bekannt vorkommen dürfte – und gibt dem Chaos eine Stimme, die viel zu lange überhört wurde.

Jana Heinicke: »Alltag war schon immer mein Endgegner« (Lesezeit: 8 Min.)

Alltag war schon immer mein Endgegner. Schon bevor ich Mutter wurde. Routinen, Planung und Struktur lagen mir noch nie. Die Tage, an denen ich die Dinge auf mich zukommen lassen und sie in meinem Tempo erledigen konnte, waren mir immer die liebsten. Ich nenne diese Tage Rumrödeltage.

An einem klassischen Rumrödeltag komme ich morgens in die Küche, trinke einen Kaffee und weiß noch nicht, was der Tag bringt. Wenn ich die ausgetrunkene Tasse in die Spülmaschine stellen will, fällt mir auf, dass diese noch mit sauberem Geschirr voll ist. Ich stelle meine dreckige Tasse also neben die Spülmaschine, fange an, Teller und Besteck auszuräumen, und finde dabei ein Etikett, das sich von einem Kichererbsenglas gelöst hat (am Vortag gab es selbst gemachten Hummus) und nun das Sieb der Spülmaschine verklebt. Ich fische das Etikett aus dem Sieb, schmeiße es in den Müll, mir fällt auf, dass der Mülleimer randvoll ist. Also greife ich nach dem vollen Müllbeutel und trage ihn in den Flur. Dabei stolpere ich über ein Paar Winterstiefel, die dort noch rumstehen, obwohl wir schon Ende April haben. Auf der Kommode, neben dem Spiegel, steht ein blühender Zweig in der Vase. Ich stelle den Müllbeutel neben die Kommode, denn bevor ich jetzt die Wohnung verlasse, um ihn zu entsorgen, möchte ich wenigstens noch schnell die Stiefel auf den Zwischenboden räumen – und wenn ich schon mal dabei bin, verstaue ich auch gleich Wintermantel, Mütze und Handschuhe in diesen Vakuum-Plastiktüten. Ich lege das saubere Besteck, das ich irgendwie immer noch in der Hand halte, neben die Vase, hole den Staubsauger aus der Ecke, sauge die Tüten ab, entdecke die Wollmäuse, die sich vom Flur bis unters Bücherregal im Wohnzimmer an den Scheuerleisten angesiedelt haben, und beschließe, sie nur noch schnell wegzusaugen – schließlich habe ich den Staubsauger schon in der Hand. Mein Blick fällt auf ein Buch im Bücherregal; neulich hatte jemand einen Satz daraus zitiert. *Auerhaus* von Bov Bjerg. In dem Zitat ging es um das Scheitern beziehungsweise um unseren Begriff vom Scheitern, den der Protagonist in dem Coming-of-Age-Roman kritisiert. Die Eltern eines Freundes hatten sich getrennt, und auf einmal sprachen alle vom Scheitern der Ehe. Aber war wirklich die Ehe gescheitert? 20 Jahre verheiratet und alles für die Katz? Ist etwas wirklich gescheitert, nur weil man es früher beendet als erwartet? Mich hat das nachdenklich gemacht, und ich möchte die Stelle noch mal lesen, also setze ich mich aufs Sofa und blättere durch die Seiten. Das Zitat finde ich nicht, aber Bjergs Schreibstil inspiriert mich, und plötzlich kann ich endlich an einem eigenen Text weiterarbeiten, den ich gedanklich eigentlich schon aufgegeben hatte. Irgendwann schaue ich auf die Uhr, es ist nach sechs, ich habe, bis auf eine Scheibe Toast, noch nichts gegessen. Die Spülmaschine in der Küche steht immer noch offen, meine dreckige Kaffeetasse steht daneben, der Müllbeutel im Flur ist auf die Tüten mit den Wintersachen gekippt, das Besteck liegt immer noch auf der Kommode, der Staubsauger vor dem Bücherregal und die Wollmäuse tanzen in der Abendsonne. Ich frage mich, was ich eigentlich den ganzen Tag gemacht habe und warum ich so erschöpft bin, und beseitige dann, mit der Kraft des schlechten Gewissens, das Chaos in meiner Wohnung in Rekordtempo.

Rumrödeltage sind Tage, an denen ich nichts »so richtig«, aber gleichzeitig alles auf einmal schaffe. Rumrödeltage sind der Modus, in dem ich – mehr oder weniger erfolgreich – mein kinderloses Leben organisiert habe. Bevor ich Mutter wurde, habe ich mich nie gefragt, woran das liegt, warum ich so bin. Es gab dafür keine Notwendigkeit. Ich bekam die Dinge, die ich zu erledigen hatte, ja auf die Reihe – irgendwie. Auf einem meiner Zeugnisse aus der Grundschule steht sinngemäß, dass ich meine Aufgaben immer sehr zufriedenstellend erfüllen, dafür aber leider doppelt so lange wie die anderen Kinder brauchen würde, weil ich dabei träumte und malte. Das waren die 1990er-Jahre – damals hatten nur Jungs ADHS – Mädchen waren eben verträumt.

Der Gedanke, dass meine spezielle Art, mein Leben zu organisieren, mehr sein könnte als ein Charakterzug, kam mir erst viel später.

Genauer gesagt: Vier Jahre nachdem ich Mutter wurde. Und in einem handfesten Burn-out steckte.
Ich bin mit diesem einen ganz bestimmten Idealbild von Mutterschaft aufgewachsen. Dem Bild der »guten Mutter«, die alles schafft und zwar mit einem Lächeln im Gesicht. Die das Kind liebevoll begleitet, wickelt und stillt, ihrer Lohnarbeit mit Leichtigkeit nachgeht, nebenher den Haushalt schmeißt und abends pünktlich das Essen auf den Tisch stellt. Ich dachte, Mütter wären einfach so, ich dachte, Mütter könnten das eben. Heute frage ich mich manchmal, ob ich - unbewusst - nicht vielleicht auch deshalb Mutter werden wollte, weil ich annahm, dadurch selbst organisierter und strukturierter zu sein und mein Leben folglich leichter und weniger chaotisch werden würde. Vielleicht erhoffte ich mir, durch Mutterschaft endlich die Person zu werden, die zu sein von mir erwartet wurde. Denn auch wenn ich nie hinterfragt habe, wieso ich bin, wie ich bin, habe ich doch - ebenfalls unbewusst - mein ganzes Leben versucht, es so gut wie möglich vor anderen zu verbergen. Ich wollte immer das brave, kluge, fleißige Mädchen sein und hatte am meisten Angst davor, dass die Leute mich »durchschauen« könnten und dann zu dem Schluss kämen, ich wäre viel mehr die chaotische, faule, verpeilte Göre.
Vielleicht traf mich die Realität als Mutter deshalb so hart, weil genau das Gegenteil eintrat - statt Leichtigkeit und plötzlichem Organisationstalent bekam ich zur Geburt meines Kindes Orientierungslosigkeit und noch mehr Chaos.
Dabei unterscheiden sich meine Rumrödeltage von früher, dieses »nichts und doch alles parallel schaffen«, auf

den ersten Blick gar nicht allzu sehr von dem, was ich als Mutter jeden Tag tue. Als Mutter erledige ich auch immerzu fünf Dinge gleichzeitig – und frage mich am Ende des Tages, was ich eigentlich geschafft habe. Der riesengroße Unterschied besteht jedoch darin, dass ich meinen Fokus an Rumrödeltagen »von der Leine lassen« kann. Ich kann mich weitestgehend selbstbestimmt von meiner springenden Aufmerksamkeit leiten lassen und die Dinge in meinem Tempo erledigen. Und am wichtigsten: Das Ganze ist ergebnisoffen. Mutterschaft hingegen geht mit der allergrößten Fremdbestimmung einher. Als Mutter muss ich mich unweigerlich nach den Bedürfnissen meines Kindes richten. Die Abläufe werden von äußeren Umständen bestimmt. Wenn ich die Spülmaschine ausräume und mein Fokus dabei auf den übervollen Mülleimer springt, kann ich nicht alles stehen und liegen lassen, um ihn schnell rauszubringen und nebenbei noch meine Wintergarderobe zu sortieren. Denn mein Kind fädelt gerade zum zehnten Mal Kneteschnüre in den Heizkörper, und außerdem müssen die Nudeln rechtzeitig abgegossen werden. Das Problem ist nur, bei der Sache zu bleiben, kostet mich überproportional viel Energie. Je routinierter und voraussehbarer die Aufgaben sind, desto schwerer fallen sie mir. Eingespielte Handgriffe, die bei anderen Eltern für Entlastung sorgen, sich irgendwann vielleicht sogar anfühlen, als würden sie »wie nebenbei« ablaufen, bauen sich vor mir jeden Tag wie die allergrößte Hürde auf. Ich war noch nie so unter- und gleichzeitig überfordert, wie ich es in meinem Leben als Mutter bin. Um bei der Sache zu bleiben, und ja, ich weiß, das klingt paradox, muss ich mein Gehirn bewusst mit anderen Informationen ablenken. Denn das Ding ist, man bekommt das brave Mädchen vielleicht aus dem Rumrödeltag - aber das Rumrödeln nicht aus dem braven Mädchen. Während ich also die Spülmaschine ausräume und Knete aus der Heizung pule, flitzen auf zwölf verschiedenen Leitungen Erinnerungen, To-do-Listen und Textideen durch meinen Kopf - und plötzlich fällt mir auch noch ein: Mist, meine Tante hat Geburtstag, die wollte ich schon am Vormittag anrufen, aber dann kam was dazwischen. Also greife ich reflexartig nach dem Handy, um ihr wenigstens schnell per SMS zu gratulieren, bevor ich es wieder vergesse - und zack, sind die Nudeln verkocht.

Es sind diese Momente, in denen ich mir vorkomme wie die größte Versagerin. Ich habe versucht, mich zu konzentrieren, ich habe versucht, mir eine Strategie zu erarbeiten - aber ich habe es wieder nicht geschafft. Ich spüre, wie Panik in mir aufsteigt und das Gefühl der Selbstverachtung. Wie mir alles zu entgleiten droht, obwohl ich mir solche Mühe gegeben habe, die Fäden beisammenzuhalten. Ich überlege, ob ich die Nudeln noch mal neu aufsetzen oder meiner Familie Nudelbrei servieren soll. Nudeln neu kochen ruiniert unseren Zeitplan; wenn dem Kind das Essen nicht schmeckt, ruiniert das die Stimmung. Ich kann mich weder für das eine noch für das andere entscheiden, und mit jeder weiteren Sekunde, die vergeht, wird der Druck in mir größer, und ich kann gerade so meinen Drang unterdrücken, laut loszuschreien.

Und genau in dem Moment höre ich wie durch einen Nebel mein Kind, das mir eine Frage stellt. Es stellt die Frage nicht zum ersten Mal, das höre ich an seiner Stimme, aber ich verstehe die Worte nicht. Stattdessen merke ich, wie Wut in mir aufsteigt, wie ich den Sturm, der in mir tobt, nicht mehr zurückhalten kann. Diese eine Frage meines Kindes öffnet ihm die Schleusen. Was denn nun noch, denke ich, wieso ausgerechnet jetzt, und ich höre mich sagen: Siehst du nicht, dass Mama gerade nicht kann? Die Worte geraten mir zu scharf, ich erschrecke vor mir selbst. Mein Kind guckt mich mit großen Augen an und versteht nicht, was mit mir los ist. Wie sollte es auch. Es ist ein Kind. Es hatte nur eine Frage. Ich beuge mich zu ihm runter und bitte es um Verzeihung. Es wollte helfen, den Tisch zu decken. Es sieht nicht, dass in mir drin ein Tornado tobt. Es hat nur seine Mama gesehen, die vor einem Nudeltopf stand und ein bisschen träumte.

Gesellschaftliche Faktoren: Doppelte Standards, mehr als doppelte Last

Lesezeit: 5 Min.

Es ist diese permanente Gratwanderung zwischen **Überforderung und Selbstzweifeln, zwischen Chaos und Perfektionismus**, die so viele neurodivergente Mütter begleitet. **Sich zu konzentrieren, dranzubleiben, sich nicht zu verzetteln – das kostet unendlich viel Kraft.** Doch während wir innerlich ringen, Strategien entwickeln und dann doch an Kleinigkeiten scheitern, übersehen wir oft, dass es nicht allein an unseren Hormonen oder unseren Persönlichkeitsmerkmalen liegt. Es sind auch die strukturellen Rahmenbedingungen und die sozialen Umstände, die uns das Leben zusätzlich schwer machen.

Care-Arbeit gilt bis heute nicht als vollwertige Leistung. Sie ist unbezahlt, unsichtbar und wird nebenbei erwartet. Während Männer früh in die Rolle des »Ernährers« gedrängt werden, landen Frauen automatisch in der Hauptverantwortung für Kinder, Haushalt und emotionale Fürsorge – häufig zusätzlich zum (Teilzeit-)Job. Diese Schieflage ist kein Zufall, sondern wird politisch zementiert: durch das Ehegattensplitting, ungleiche Elternzeitmodelle, den Gender Pay Gap und lückenhafte Betreuungsangebote.

Besonders gravierend in der sensiblen Anfangsphase der Mutterschaft ist die soziale Isolation. Sie trifft Frauen vor allem dann hart, wenn Partner*innen, Familie oder Freundeskreis fehlen oder nicht ausreichend entlasten können. Deshalb wären gesellschaftliche und finanzielle Unterstützungsangebote für Alleinerziehende und pflegende Eltern so dringend nötig.

Doch es ist nicht nur das fehlende Netz, das Mutterschaft so krass herausfordernd machen kann. Sondern auch der Mental Load – die unsichtbare, permanente Verantwortung für die gesamte Familienlogistik. Fast immer liegt sie automatisch auf den Schultern von Müttern. Und ja: Es macht einen gewaltigen Unterschied, ob dein Partner / deine Partnerin nur die Einkaufsliste abarbeitet – oder ob er/sie von selbst merkt, was fehlt, den Wochenplan im Blick hat und ohne deine Erinnerung loszieht.

Für uns neurodivergente Mütter ist Mental Load oft noch belastender. Warum?

- ADHS-bedingte Schwierigkeiten mit der Organisation und Priorisierung von Aufgaben lassen diese kognitive Belastung exponentiell steigen. Das führt nicht nur zu Stress, sondern auch zu ausgeprägter Selbstkritik, wenn alltägliche Abläufe nicht funktionieren wollen.
- Für Autistinnen können die permanenten Planungsunsicherheiten, spontane Änderungen und Erwartungen an soziale

Interaktionen (mit anderen Eltern oder pädagogischem Personal) enorm viel Energie fressen und zur mentalen Erschöpfung führen.

Und als ob das nicht schon genug wäre, kommen auch noch **moralische Doppelstandards** dazu, die dafür sorgen, dass Mütter ganz schnell ein schlechtes Gewissen bekommen, während Väter ganz schnell Applaus ernten. Ein paar Beispiele? Gerne:

- Ein Vater, der auf dem Spielplatz am Handy hängt? Vermutlich checkt er gerade wichtige E-Mails.
- Eine Mutter in der gleichen Situation? Sie ist so unaufmerksam und egoistisch. Die Kinder sind nur einmal klein.
- Ein Vater bringt das Kind zum Vereinssport? Was für ein engagierter Papa, egal ob er die Trinkflasche vergessen hat.
- Eine Mutter? Soll selbstverständlich an die Trinkflasche, den Snack und die Ersatzsocken denken.

Das gilt übrigens nicht nur für Mütter und Väter. Während es okay ist, wenn Opa mal den Geburtstag des Enkelkindes vergisst, wird von einer Oma erwartet, dass ihr das nie passiert. **Scham- und Schuldgefühle sind damit vorprogrammiert – der Stresspegel steigt weiter.**

Für neurodivergente Mütter kommt weiterer Druck hinzu: das eigene mentale Chaos und die kognitive sowie emotionale Überforderung möglichst gut zu verstecken. Besonders, wenn sie ihre Neurodivergenz noch gar nicht »offiziell« kennen und sich deshalb an neurotypischen Müttern oder Idealen orientieren. Wer zusätzlich soziale Benachteiligung erfährt, etwa aufgrund von Herkunft, Sprache oder einer Behinderung, steht vor noch mehr Hürden. Der Zugang zu Unterstützung und psychologischer Hilfe ist oft erschwert, was die Belastungen weiter verschärft.

»Stilldemenz« wird oft belächelt, es wird so getan, als wäre sie einfach gegeben – doch die Forschung zeigt etwas anderes: Das Gedächtnis von Müttern mit Säuglingen ist nicht schlechter, sondern schlicht überlastet.[27] In Labortests schneiden sie oft genauso gut oder sogar besser ab als Frauen ohne Kinder. Doch im echten Alltag **fühlen sich viele zerstreut, vergesslich und überfordert.**

Warum? Weil unser Gehirn keine unendliche Kapazität hat. **Mental Load, Schlafmangel und fehlende Erholung** werden als die eigentlichen Ursachen für den gefühlten Hirnnebel diskutiert. Für neurodivergente Mütter ist dieser Nebel oft noch dichter, weil die Aufmerksamkeitslenkung und Reizfilterung unter diesen Bedingungen noch schlechter funktionieren.

Es liegt also nicht an dir, wenn du To-dos vergisst oder dich unkonzentriert fühlst – das ist schlicht ein Zeichen für chronische Überlastung. Selbst neurotypische Mütter erleben in dieser Zeit eine verstärkte Zerstreutheit und Überforderung, die wir nur allzu gut kennen – auch aus der Zeit vor den Kindern.

Ich erinnere mich, wie ich mit meinem Säugling gefühlt hundertmal zurück in die Wohnung gelaufen bin, weil ich wieder etwas vergessen hatte. Mein Kopf war nach jeder Geburt wie von Watte umgeben – langsam und kaum aufnahmefähig. Besonders nach der ersten Geburt hat mich das völlig aus der Bahn geworfen. Ich wusste nicht, was mit mir los war, und vor allem fehlte mir die Zuversicht, dass sich dieser Zustand jemals ändern würde. Das nagte heftig an meinem Selbstwertgefühl, und vor lauter Frust wurde ich immer härter zu mir selbst – nicht selten auch zu meinem Partner, den ich um seine scheinbar unveränderte Leistungsfähigkeit beneidete.

Wenn innerer Druck, äußere Erwartungen und eine strukturell geförderte Schieflage in der Verantwortung zusammenkommen, wird Mutterschaft für viele neurodivergente Frauen zu einer enorm großen Herausforderung.

Vielleicht hast du hast auch schon mal gefragt, wie du deinem Kind (oder deinen Kindern), deiner Partnerschaft, deinem Job, deinen Freundschaften – und am besten auch noch dir selbst – gerecht werden sollst?

Spätestens nach diesem Abschnitt sollte klar sein: GAR NICHT.

Schon die Frage zeigt, wo das eigentliche Problem liegt: Sie basiert auf der Illusion, dass es da draußen ein geheimes Gleichgewicht gibt – und wenn wir nur klug genug planen, organisieren und priorisieren, dann läuft der Laden.

Aber das ist ein Trugschluss. Ein Mythos, geboren aus einem System, das uns selbst für Aufgaben verantwortlich macht, die eigentlich gesellschaftlich getragen werden müssten. Besonders weiblich sozialisierte Menschen stellen sich diese Frage viel zu oft – weil sie gelernt haben, dass das ihre Aufgabe ist. **Doch warum glauben wir überhaupt, *alles* schaffen zu müssen? Woher kommt dieser Anspruch, und wem nutzt es, dass wir das glauben?** Und viel wichtiger: Wie werden wir ihn endlich wieder los?

Ich spreche diese strukturellen Hürden nicht an, um dich zu entmutigen, sondern um dich zu entlasten. Denn es wäre nicht fair, dir die Verantwortung für Herausforderungen zuzuschieben, die tief im System verankert sind. Individuelle Strategien sind wichtig, aber ohne ein Verständnis für die größeren Zusammenhänge fühlen sie sich oft an wie zu kleine Pflaster auf viel zu große Wunden. In den nächsten Kapiteln zeige ich dir, wie wir trotz dieser Umstände gute Wege für uns finden können, die uns stärken und tragen.

Unvorhersehbar, intensiv, herausfordernd: Besondere Umstände und ein neuer Alltag

Lesezeit: 15 Min.

Mutterschaft kann Gefühle verstärken, und damit meine ich nicht nur die Liebe, die wir alle erwarten. Bei mir gab es ein weiteres Gefühl, das mir in dieser neuen Rolle in einer zuvor völlig unbekannten Intensität begegnete. Es war die WUT.

Eine unerwartet starke Emotion: Wut in der Mutterschaft

Ich kann mich nicht erinnern, jemals so wütend gewesen zu sein – so intensiv, so überwältigend. Und dann war die Wut wieder verschwunden, genauso plötzlich, wie sie über mich hereingebrochen war. Es hat mich nicht nur überrascht, sondern gleichzeitig mit heißer Scham und Schuld begossen. Was war nur mit mir los? Das meiste bekam mein Partner ab, der mindestens genauso überrascht davon war wie ich. Im Nachhinein konnte ich mich nur entschuldigen – immer wieder betonen, dass das nicht wirklich ich sei und dass ich deshalb bitte auch nicht danach bewertet werden dürfe. Diese Erklärungen funktionierten jedoch nur mäßig gut, und es kam immer wieder zu Streitigkeiten über Haushalt, Aufgabenverteilung, -planung und -ausführung.

Erst nach Monaten, in denen wir uns langsam in unsere neuen Rollen eingefunden hatten, wurde es besser. Was uns dabei am meisten half, war ganz grob, mehr Zeit für unaufgeregte Gespräche und für uns selbst zu schaffen (mehr zur Partnerschaft in Kapitel 6).

Das überreizte Gehirn: Wenn das Nervensystem im Notfallmodus ist

Das Gehirn von Menschen mit ADHS und Autismus kann sehr leicht überreizen. Das liegt daran, dass wir einen »offeneren Reizfilter« haben, der uns nicht nur sämtliche Gespräche und Gerüche in einem Raum wahrnehmen lässt, sondern diese leider auch nicht sehr gut priorisieren kann – weshalb sie nahezu gleich stark wahrgenommen werden.

Damit sind wir nicht gut vor Überreizung geschützt und somit auch schneller überfordert. Das kann sogar so weit gehen, dass wir physische Schmerzen empfinden. Ich habe das zum Beispiel bei zu starkem weißem Licht (oft in Krankenhäusern) oder wenn ich ein bestimmtes Geräusch, wie das Weinen meines Kindes, wiederholt im Hintergrund wahrnehme.

Ein stark überreiztes Gehirn kann unser Nervensystem in einen Notzustand versetzen, der unsere Verhaltensoptionen stark einschränkt. Ganz vereinfacht gesagt: Unser »Denkhirn« – der präfrontale Cortex, zuständig für rationales Denken, Planen, Problemlösung und Impulskontrolle – schaltet sich in solchen Momenten ab. Stattdessen übernimmt das Nervensystem automatische Überlebensreaktionen. Für den »Notfall« gibt es folgende universelle, angeborene Schutzreaktionen:

- **Fight (Kampf):** Aktivierung des Körpers, um sich gegen die wahrgenommene Bedrohung zu verteidigen, beispielsweise durch Wut, Aggression oder Konfrontation
- **Flight (Flucht):** der Impuls, der Situation zu entkommen, etwa durch Rückzug, Vermeidung oder körperliches Davonlaufen
- **Freeze (Erstarren):** ein Zustand des Innehaltens oder der Handlungsunfähigkeit, bei dem der Körper stillsteht und die Wahrnehmung fokussiert ist, um Gefahr zu vermeiden

- **Fawn (Unterwerfen):** das Bedürfnis, sich anzupassen oder zu beschwichtigen, um die Bedrohung zu entschärfen und Sicherheit wiederherzustellen

Die oben genannten Stressreaktionen dienen dazu, uns möglichst schnell vor einer wahrgenommenen »Gefahr« zu schützen. Dabei unterscheidet unser Nervensystem nicht zwischen einem echten Raubtier und einem süßen Kind, das uns zum zwanzigsten Mal an derselben Stelle berührt, zum vierunddreißigsten Mal ein lang gezogenes »Maaamaaaa« ruft und dazu noch musikalisch von einer Waschmaschine begleitet wird, die sich lautstark für ihre getane Arbeit feiert.

Die Wut, die in solchen Momenten in mir aufkocht – und die leider auch mein Umfeld zu spüren bekommt –, ist nichts anderes als der Fight-Modus. Er ist die Art und Weise, wie mein Nervensystem versucht, mich in diesem Moment zu schützen.

Dieses intensive Gefühl und die Geschwindigkeit, mit der es in mir aufstieg, haben mich lange überfordert. Ich war mir sicher: Eine Frau, die sich so fühlt und verhält, kann unmöglich fürs Muttersein geeignet sein. Wenn ich fast jeden Tag an meine Belastungsgrenzen stoße, bei einer Aufgabe, die allen anderen scheinbar mühelos von der Hand geht – dann bin ich hier doch offensichtlich die totale Fehlbesetzung.

Es ist ja nicht nur die Care-Arbeit. Der Haushalt erledigt sich nicht von selbst, der Job fordert seinen Teil, Freundschaften und Partnerschaft brauchen Aufmerksamkeit. Vieles davon mache ich sehr gerne – aber es bleibt trotzdem eine Verpflichtung. Überall Erwartungen, überall To-dos – und ich mittendrin, völlig erschöpft, aber mit dem fiesen Gefühl, dass ich mich einfach nicht genug anstrenge.

Das fehlende Dorf: Warum sich Elternschaft oft so überwältigend anfühlt

Das ist ein guter Zeitpunkt, um darauf hinzuweisen, dass in ursprünglich lebenden Jäger- und Sammlergesellschaften, wie zum Beispiel bei den Hadza aus Tansania, für Kinder im Alter von null bis vier Jahren ein »natürlicher« Betreuungsschlüssel von etwa 3:1 häufig sogar deutlich mehr praktiziert wird.[28]

Alloparents – nichtelterliche, oft verwandte Betreuungspersonen unabhängig vom Geschlecht – reagieren in 40 bis 50 Prozent der Fälle auf das Weinen eines Kleinkindes.[29] Dieses gemeinschaftliche Betreuungsmodell verteilt die Verantwortung auf mehrere Schultern und entlastet die Eltern, insbesondere die Mutter, erheblich.

In unseren Kulturkreisen dagegen wird Elternschaft oft als Einzelleistung betrachtet. Statt auf ein unterstützendes Netzwerk zurückgreifen zu können, sind viele Familien auf sich allein gestellt – sei es durch fehlende Großfamilienstrukturen, mangelnde Betreuungsangebote oder den gesellschaftlich erzeugten Druck, »es allein schaffen zu müssen«.

Dabei zeigt die Forschung, dass dieses gemeinschaftliche Betreuungsmodell weder die Bindung noch die kindliche Entwicklung beeinträchtigt – im Gegenteil: Kinder profitieren von der Vielfalt an zugewandten Bezugspersonen, während Eltern entlastet werden und nicht Gefahr laufen, unter der alleinigen Betreuungslast auszubrennen.

Vielleicht wäre es also an der Zeit, uns weniger zu fragen: »Wie kann ich das alles allein schaffen?«, sondern stattdessen: »Warum müssen wir es überhaupt allein schaffen?« und »Wer profitiert davon?«.

Genau diese Information hätte ich mir auf einem der unzähligen »Nicht schütteln«-Flyer gewünscht, die mir nach der Geburt in die Hand gedrückt wurden – in der Klinik, bei der Kinderärztin und dann auch noch per Post vom Jugendamt.

Statt mich mehrmals daran zu erinnern, was ich auf keinen Fall tun darf, hätte mir so ein Hinweis eine wertvolle Erklärung geliefert, wie man überhaupt erst in so einen verzweifelten Zustand geraten kann. Zwar hätte es mir keine zusätzlich Betreuungspersonen hergezaubert – aber zumindest das Gefühl gegeben, dass es nicht an mir liegt und ich nicht die Einzige bin. Dieses Verständnis hätte mich entlastet, mir mehr Nachsicht erlaubt – und vielleicht genau dadurch neue Kraft freigesetzt.

Fehlende Akkuanzeige: Körperliche Signale rechtzeitig wahrnehmen

Bevor ich Kinder hatte, bin ich die meiste Zeit gut durchs Leben gekommen, ohne bewusst auf die Signale meines Körpers achten zu müssen. Irgendwie habe ich es immer geschafft, meine Akkus rechtzeitig aufzuladen – ohne es bewusst zu planen. Deshalb habe ich nie wirklich gelernt, zu spüren, wie es ist, wenn sie fast leer sind. Mein Körper war für mich einfach da und hat funktioniert, ohne dass ich ihm große Beachtung geschenkt hätte. Das war ein großes Privileg.

Mit der Mutterschaft änderte sich das schlagartig. Schlafmangel und das ständige Übergehen meiner körperlichen Warnsignale führten dazu, dass ich meine Erschöpfung viel zu spät, dafür aber umso heftiger spürte. Es brauchte dann oft nur eine Kleinigkeit – ein umgekippter Trinkbecher beim Abendessen –, und zack, war mein Hulk-Modus aktiviert.

In Erziehungsratgebern las ich, wie wichtig es sei, bei Stress innezuhalten, innerlich »Stopp« zu sagen und erst dann zu reagieren. Vielen Dank für den Tipp – aber in meiner Realität gab es keinen Raum zwischen Aktion und Reaktion, in dem ich hätte kurz verweilen können. Alles passierte blitzschnell, wie ein Reflex, der automatisch ablief: Ein Reiz – und darauf folgte sofort meine Reaktion. Kein tiefes Durchatmen, kein Wassertrinken, kein Runterzählen von zehn.

Als meine Therapeutin meinte, dass es diesen Raum immer gebe, wurde mir bewusst, wie wenig Zugang ich zu meinem Körpergefühl hatte. Sie machte mich darauf aufmerksam, dass ich viel weiter zurückgehen müsste, um den Zusammenhang zwischen den Warnsignalen meines Körpers und meinen »plötzlichen« emotionalen Ausbrüchen wirklich zu verstehen.

Die Momente, in denen ich explodierte, waren nicht der Anfang – sondern das Ende einer langen Kette von Überreizungen und vernachlässigten Bedürfnissen. Mein Körper hatte schon viel früher versucht, mir etwas mitzuteilen – ich hatte es nur nicht gehört oder verstanden. Die Idee war also, die Frühwarnsignale meines Körpers wahrzunehmen und rechtzeitig darauf zu reagieren – ähnlich wie beim Handy, das uns bei 20 Prozent Akkuladung fragt, ob wir in den Energiesparmodus wechseln möchten. Es warnt uns immer wieder, bevor es sich irgendwann ganz ausschaltet. Meine eigenen Signale waren nur leider viel subtiler und schwerer zu deuten.

Für mich war hilfreich, erst einmal herauszufinden, welche Druckpunkte in meinem Alltag besonders an meinem Akku zehrten, um möglichst frühzeitig gegenzusteuern oder sie zumindest zu minimieren. Dazu gehörten scheinbar banale Dinge wie der Füllstand meiner regelmäßig vernachlässigten Grundbedürfnisse – hatte ich genug gegessen, getrunken oder geschlafen? –, aber auch die sensorischen Reize um mich herum: die ständigen Geräusche, die Unordnung in der Wohnung und der intensive Körperkontakt mit meinen damals noch sehr kleinen Kindern.

Leider konnte ich nicht auf alles Einfluss nehmen, aber ich versuchte, nach der Erwerbsarbeit möglichst stabil in die zweite »Schicht« des Tages zu starten – die Nachmittage, die für mich oft deutlich fordernder waren als die Zeit im Büro. Wenn das nicht gut klappte, nahm ich mir vor, unser Programm entsprechend anzupassen. Manchmal hieß das weniger Aktivitäten und mehr Medienzeit – ein Nachmittag mit Checker Tobi oder den Paw Patrols statt Spielplatz oder Tierpark. Doch an diesem Plan scheiterte ich konsequent – ohne wirklich zu verstehen, warum.

Einerseits waren Ausflüge nach dem Kindergarten oft stressig, andererseits boten sie mir eine willkommene Abwechslung zu den eintönigen und oft einsam wirkenden Nachmittagen zu Hause. Das Abwägen fiel mir unglaublich schwer. Am Vormittag war ich meist voller Tatendrang und verabredete impulsiv die schönsten Aktivitäten – nur um mich am Abend, völlig erschöpft und überreizt, dafür zu hassen.

Ich übernahm mich regelmäßig, weil ich jedes Mal aufs Neue naiv glaubte, ich könnte alles locker schaffen. Hätte ich damals verstanden, dass dieser grenzenlose Optimismus, kombiniert mit meiner Schwierigkeit, Zeit realistisch einzuschätzen, eng mit meiner ADHS zusammenhängt, wäre ich viel gnädiger zu mir gewesen. Stattdessen warf ich mir innerlich vor, ich könne einfach nicht aus Fehlern lernen, sei dumm oder müsse mich nächstes Mal einfach nur besser organisieren, damit es endlich klappt.

Auch heute noch tappe ich regelmäßig in diese Falle: Voller Enthusiasmus plane ich Aktivitäten, die ich dann mit Ach und Krach mit meinen vier Kindern durchziehe, während ich krampfhaft versuche, nicht in den Feldwebelmodus zu verfallen. Danach darf ich mir jedes Mal aufs Neue bewusst machen, dass das okay ist. Veränderung braucht Zeit. Und Geduld – vor allem mit mir selbst.

Nachdem ich also verstanden hatte, was mein Nervensystem besonders stark stresst, stand die nächste Herausforderung an: meine Bedürfnisse rechtzeitig wahrzunehmen.

Das klingt so einfach – ist es aber nicht. Zumindest nicht, wenn man über lange Zeit seine Bedürfnisse unterdrückt hat und die Verbindung zum eigenen Körper kaum noch spürt. Ich habe das schon oft von Menschen mit ADHS gehört: Viele nehmen Hunger oder Harndrang erst sehr spät wahr – oder »haben« schlicht nie wirklich Zeit, andere Tätigkeiten dafür zu unterbrechen. Es sei denn, das Essen wird in Gesellschaft zelebriert.

In meinem Alltag merke ich körperliche Signale oft erst, wenn es schon richtig wehtut – und dasselbe beobachte ich auch bei einem meiner Kinder. Genau da wird es aber besonders schwierig: wenn der Punkt erreicht ist, an dem es wirklich dringend wird und ich keine Geduld mehr für Umwege oder Kompromisse habe.

Alles, was dann dazwischenkommt, wirft mich sofort aus der Bahn, und meine Laune rauscht in den Keller. In diesem Zustand schaffe ich es nicht einmal mehr, mir ein Brot mit Butter ordentlich zu schmieren. Stattdessen muss ich nach jedem Streichen sofort reinbeißen – noch bevor die Butter gleichmäßig verteilt ist oder ich überhaupt an einen Belag denken kann. Biss für Biss verschwindet die Scheibe direkt in meinem Mund, als hätte mein Körper keine Sekunde mehr Zeit zu verlieren. So richtig schlimm wurde das aber erst mit der Mutterschaft.

Plötzlich hatte immer das Baby Priorität, und meine eigenen

Bedürfnisse mussten warten. Es gab nie einen wirklich guten Zeitpunkt, um sie zu erfüllen. Und mit der Zeit verlor ich sie aus dem Blickfeld.

Dazu kamen unnötige Glaubenssätze, die sich wie Kaugummi am Schuh in meinem Kopf festsetzten:

- »Eine gute Mutter möchte jeden Augenblick mit ihrem Kind verbringen und stellt sich gerne hintan.«
- »Das Baby kann noch nicht warten, ich muss erst seine Bedürfnisse erfüllen.«
- »Unser Alltag ist ihre Kindheit.«

Sätze, die sich schön anhören mögen – aber für mich vor allem Druck erzeugten. Also verlangte ich von mir, Dinge zu tun, auf die ich keine Lust hatte – wie zum Beispiel x-mal hintereinander auf der Krabbeldecke liegend eine Figur witzig vom Pferd fallen zu lassen.

Währenddessen standen meine To-dos wie ungeduldige Grundschulkinder in jeder Ecke des Zimmers, wild mit den Armen fuchtelnd, um endlich drangenommen zu werden. Also sprang ich zur nächsten Aufgabe – und zur nächsten. Während ich weitermachte, lag mein Bedürfnis nach einer Pause irgendwo unter einem Berg Wäsche begraben. **Heute frage ich mich, ob es nicht eher der ständige Zeitdruck und die endlosen To-dos waren, die die Spielzeiten so belastend machten – und gar nicht das Spielen an sich.** Eigentlich verbringe ich gerne Zeit mit Kindern – nicht nur mit meinen. Ich liebe es, wie sie denken und ihre Gedanken so ehrlich und frei teilen.

Es ist also ein klassisches Henne-Ei-Problem: Habe ich wenig Stress, ist alles in Ordnung – ich empfinde kaum etwas als störend. Habe ich Stress, werde ich extrem empfindlich – für

Hautempfindungen, Geräusche, Gerüche, einfach alles. Aber um nicht zu viel Stress zu haben, müsste ich vorher mehr spüren – bevor es zu spät ist. Wenn ich gestresst bin, fühlt sich selbst mein weichster Kaschmirpulli plötzlich an wie kratziges Heu. Das bessere Gespür für meinen Körper ist also Voraussetzung, um zu wissen, wie oder wann ich besser für mich sorgen soll. **Als Eltern sind wir hauptsächlich – je nach Alter und Temperament des Kindes – dafür da, unser Kind zu halten, doch wer nicht gut steht, kann auch niemanden halten.**

Reizoffenheit: Geschenk und Belastung zugleich

Für mehr Stabilität half mir auch das Wissen über bestimmte neurologische Besonderheiten, die mit ADHS einhergehen können. Zum Beispiel ein offener Reizfilter, der mir einerseits ermöglicht, viele kreative Einfälle zu haben und feinste Stimmungen in einem Raum wahrzunehmen – also ein hohes Maß an sozialer Sensitivität. Andererseits kann genau dieser Reizfilter mich, besonders im Alltag mit einem oder mehreren Kindern, durch das ständige »Auf-Empfang-Sein« schneller überfordern, als es bei neurotypischen Filtern der Fall ist.

Hier eine unvollständige Aufzählung von Reizen, die für uns besonders schnell anstrengend werden können:

- **Wiederkehrende Geräusche:** Kinderspielzeug mit monotonen Geräuschen, Geschrei, störende Hintergrundmusik oder das Piepen von Haushaltsgeräten wie Waschmaschinen
- **Plötzliche laute Geräusche:** Geräusche, die einen unerwartet erschrecken, wie ein herunterfallender Gegenstand
- **Visuelle Reizüberflutung:** Unordnung im Raum, grelle oder blinkende Lichter, die das Gehirn ständig stimulieren

- **Starke (unangenehme) Gerüche:** volle Windeln, der Mix aus verschiedenen Gerüchen in öffentlichen Räumen, bestimmte Parfums
- **Wiederholende Berührungen:** vor allem, wenn immer wieder die gleiche Stelle berührt wird
- **Multitasking:** der Versuch, mehrere Dinge gleichzeitig zu erledigen, wie eine E-Mail zu schreiben, während man die Kinder beaufsichtigt
- **Emotionale Reize:** Intensive Gefühlsäußerungen von den Kindern, wie Wutanfälle, Weinen oder Frustration, die coreguliert werden wollen, obwohl sie uns überfordern
- **Zeitdruck:** rechtzeitig loskommen, nichts vergessen und gleichzeitig feste Essens- und Schlafzeiten im Blick behalten sowie vorausplanen
- **Langeweile:** Tätigkeiten oder Spiele, die sich immer wiederholen, keinen Spaß machen oder keinerlei Stimulation darstellen
- **Temperatur:** Manchmal kann Hitze überfordern, aber auch Kälte kann schmerzen – beides kann uns wütend machen.

Mögliche Strategien gegen Überforderung: Was mir wirklich hilft

Mein Endgegner beim Spielen mit Kindern sind Rollenspiele, in denen ich genau gesagt bekomme, was meine Figur zu sprechen und zu tun hat. Dafür bin ich nicht gemacht. Schon die Vorstellung allein stresst mich. Also suchte ich nach Alternativen, die meinem Kind und mir gleichermaßen Freude bereiteten. Ich stellte fest, dass ich gut darin war, Playmobilhäuschen einzurichten (gab mir Die-Sims-Vibes), Bilder auszumalen, Fangen zu spielen, zu tanzen oder ein (neues!) Buch vorzulesen.

Das waren Aktivitäten, die für uns funktionierten und für die ich mich begeistern konnte. Das ist eigentlich schon das ganze Geheimnis: Dinge zu finden, die dir leicht(er) fallen und die du gerne spielst. Mit zunehmendem Alter deines Kindes wird das natürlich einfacher, weil die gemeinsamen Unternehmungen anspruchsvoller und oft auch spannender werden.

Wenn ich daran denke, wie unkreativ die Verstecke meiner Kitakinder damals waren – immer hinter demselben Vorhang oder mit den Füßen sichtbar unterm Tisch –, bin ich ehrlich gesagt sehr froh, dass diese Phase vorbei ist. Es war zuckersüß, keine Frage, aber auch ein bisschen … laaangweilig.

Und das ist vollkommen in Ordnung! Es geht nicht darum, irgendwelchen äußeren Erwartungen zu entsprechen, sondern darum, Wege zu finden, die für euch als Familie funktionieren und sich gut anfühlen.

Zum Schluss dieses Abschnitts möchte ich dir noch eine Liste mit SOS-Hilfen an die Hand geben, die bei akuter Überforderung unterstützen können – für die Momente, in denen alles zu viel wird und es darum geht, dein Nervensystem schnell aus dem Überlebensmodus zu holen und dich selbst zu regulieren:

- kurze Pause an der frischen Luft (kann auch nur ein offenes Fenster sein)
- Musik hören, selbst singen und/oder tanzen
- Noise-Cancelling-Kopfhörer
- Hunger, Pipi, Durst? Bedürfnistank checken!
- eine Gewichtsdecke oder -kissen benutzen – der höhere Druck lindert sensorische Missempfindungen
- sich selbst mit überkreuzten Armen umarmen, abwechselnd auf die Oberarme klopfen und tief atmen

- fünf Dinge suchen, die du siehst; vier, die du hörst; drei, die du spürst; zwei, die du riechst, und eine Sache, die du schmeckst
- dir selbst so schnell wie möglich verzeihen
- eine vertraute Person anrufen

Diese Hilfen sind keine Allheilmittel, aber sie können wie kleine Anker wirken, wenn das Chaos überhandnimmt. Sie sind kein Ersatz für langfristige Strategien, aber sie können dir helfen, wieder handlungsfähiger zu werden. Es kann auch erst mal ein paar Male brauchen, bis sie dir in Überforderungssituationen überhaupt einfallen. Je öfter ich nach einer Eskalation zurückblicke und analysiere, was mein eigentliches Problem war und welche frühen Anzeichen es gab, desto eher erkenne ich sie das nächste Mal schon während der Überforderung. Es geht nicht darum, perfekte Selbstkontrolle zu erreichen oder nie wieder zu eskalieren. Vielmehr geht es darum, mit jeder Erfahrung die eigenen Muster besser zu verstehen und früher zu bemerken, was los ist – um dann rechtzeitig gegensteuern zu können.

Wenn du also merkst, dass dich der Geräuschpegel zu Hause am Abend schon körperlich schmerzt, könnte es eine gute Idee sein, ab 17 Uhr Noise-Cancelling-Kopfhörer zu nutzen – bevor du an den Punkt kommst, an dem es einfach zu viel wird. Du bist wichtig – und zwar nicht nur, damit du besser für andere da sein kannst, sondern vor allem für deine Gesundheit, für dich als Mensch.

Doch was, wenn du gelernt hast, genau das zu verstecken? Was, wenn deine Überforderung für dein Umfeld (außer deiner Kernfamilie) nicht sichtbar ist, weil du sie hinter einer perfekt einstudierten Fassade verbirgst?

Masking – eine Bewältigungsstrategie, die auf Dauer schadet

Lesezeit: 9 Min.

Masking oder Camouflaging beschreibt die Strategie, mit der neurodivergente Menschen, insbesondere Autist*innen, ihre Gefühle oder Verhaltensweisen anpassen, um den gesellschaftlichen Erwartungen zu entsprechen, also einen neurotypischen Eindruck zu erwecken.[30] Das kann sowohl ein bewusster als auch unbewusster Bewältigungsmechanismus sein, der hilft, sich in sozialen Gruppen zu integrieren und akzeptiert zu werden. Doch Masking hat viele Schattenseiten: Indem persönliche Herausforderungen und Auffälligkeiten verborgen werden, geraten oft auch die eigenen Bedürfnisse in den Hintergrund.

Je länger diese unerfüllt bleiben, desto größer wird das Risiko, dass sich eine anhaltende innere Anspannung und dauerhafter Stress entwickeln – bis es im schlimmsten Fall zu einem Burnout, einer Depression oder einer Angststörung kommt.[31] Denn das ständige Verstellen kostet maskierende Menschen enorm viel Kraft. Außerdem kann es dazu führen, dass man den Kontakt zu sich selbst verliert und sich irgendwann fragt, wer man eigentlich wirklich ist. Die eigene Identität wird durch das Verstellen mit der Zeit immer blasser.

Gleichzeitig wird durch Masking eine Diagnose oft erschwert, verzögert oder sogar verhindert, weil das Verhalten so angepasst ist, dass es nicht als autistisch oder ADHS-typisch wahrgenommen wird. Einige Studien zeigen, dass Frauen häufiger maskieren als Männer, was ein Grund dafür sein könnte, dass Männer drei- bis viermal häufiger eine Diagnose im Autismus-Spektrum erhalten als Frauen.[32]

Für die Praxis ist es daher entscheidend, dass Fachkräfte besser geschult werden, um Camouflaging zu erkennen und frühzeitig Unterstützung anbieten zu können. Schon bei Kindern führt das Maskieren oft dazu, dass die Einschätzungen ihrer Eltern in Anamnesegesprächen nicht ausreichend ernst genommen oder als zu wenig aussagekräftig für eine Diagnose eingestuft werden. Dadurch bleiben viele neurodivergente Kinder lange unentdeckt und fallen durchs Raster. Auch in meinem Bekanntenkreis finde ich dafür Beispiele. So ist etwa eine Freundin stark in ihrer Erwerbstätigkeit eingeschränkt, weil die Neurodivergenz ihrer beiden Kinder es schwer macht, eine Mittagsbetreuung zu besuchen. Die Anpassung an ein Bildungssystem, das nach wie vor auf das neurotypische Kind ausgelegt ist, strengt manche Kinder enorm an.

Da die Kinder meiner Freundin imstande sind, im Unterricht stark zu maskieren, und gute bis sehr gute Leistungen erbringen, bleibt die Überforderung der Kinder in der Schule unsichtbar. Nicht aber zu Hause. Zum Teil ziehen sich die Hausaufgaben endlos hin, sind emotional belastend und erfordern fast immer intensive Unterstützung der Eltern. Trotz der offensichtlichen Verbindung mit dem Thema Schule wurden diese Verhaltensweisen bei der Diagnose ignoriert, da sie nicht innerhalb der Schulmauern sichtbar sind. Bei beiden Kindern wurde argumentiert, dass keine Diagnose gestellt werden könne, weil es in der Schule keine Auffälligkeiten gebe – ein Punkt, der häufig als Ausschlusskriterium gewertet wird. Tatsächlich verlangen die Diagnosekriterien, dass Schwierigkeiten in mehreren Lebensbereichen auftreten, zum Beispiel zu Hause, in der Schule, Freizeit, Kita oder in sozialen Beziehungen. Aber leider sehen viele Fachpersonen »keine Auffälligkeiten in der Schule« als Ausschlusskriterium für eine Diagnose.

Diese enge Definition von »Schulauffälligkeiten« verkennt jedoch, dass Schule weit mehr ist als der Unterricht: Auch die Vor- und Nachbereitung, die emotionalen Anforderungen und der organisatorische Druck gehören dazu. Herausforderungen müssen nicht immer von außen sichtbar sein, da sie oft im Inneren stattfinden – unsichtbar, aber nicht weniger belastend. Ohne einen ganzheitlichen Blick bleibt ein wesentlicher Teil dieser Realität – und damit auch der tatsächlichen Belastung – unberücksichtigt.

Für Eltern entsteht so leicht das Gefühl, sie würden etwas falsch machen und seien für das Verhalten ihrer Kinder verantwortlich, obwohl dieses vielmehr Ausdruck der Art ist, wie das Gehirn ihrer Kinder die Umwelt wahrnimmt und verarbeitet. Schule endet nicht an der Schultür: Sie begleitet die Kinder nach Hause, in ihre Zimmer und in ihre Gedanken. Wenn wir diesen erweiterten Kontext ignorieren, verpassen wir die Chance, Familien die Unterstützung zu geben, die sie dringend brauchen.

Auf diese Weise bleiben viele maskierende neurodivergente Menschen bis ins Erwachsenenalter ohne Diagnose – oft, bis die mentale Gesundheit so stark leidet, dass keine Energie mehr fürs Verstellen bleibt.

Wie häufig Masking auftritt, ist aktuell unklar. Es wird jedoch vermehrt bei spät diagnostizierten, weiblich sozialisierten und marginalisierten Erwachsenen beobachtet.[33] Man vermutet, dass Umgebungen mit hoher potenzieller Ausgrenzung und starkem Druck zu bestimmten stereotypen Verhaltensnormen (wie zum Beispiel »Jungs dürfen Jungs sein, aber Mädchen müssen sich benehmen ...«) die Wahrscheinlichkeit von Masking erhöhen, da dieses als Strategie genutzt wird, um Ablehnung zu vermeiden.

Privilegierte Menschen haben oft mehr Spielraum, authentisch zu sein oder gesellschaftliche Normen zu brechen, ohne ernsthafte Konsequenzen befürchten zu müssen. Im Gegensatz dazu stehen einfach oder mehrfach benachteiligte Minderheiten unter einem deutlich höheren Druck, zu maskieren, um rassistischen, klassistischen oder anderen diskriminierenden Vorurteilen zu entgehen und sich anzupassen.[34]

Jedes benachteiligende Merkmal – sei es Ethnizität, Geschlecht, Sexualität, Behinderung oder sozialer Status – fügt sich wie eine zusätzliche Stoffschicht zu einem ohnehin schweren Mantel hinzu. Jede dieser Schichten schränkt die Bewegungsfreiheit weiter ein und erhöht die Belastung, sich anzupassen. Eine Schwarze Frau mit Autismus navigiert nicht nur die Erwartungen der neurotypischen Gesellschaft, sondern muss sich gleichzeitig mit den intersektionalen Herausforderungen von Rassismus und Sexismus auseinandersetzen.

Ich bin erst mit sechs Jahren nach München gekommen und musste in der Grundschule möglichst schnell Deutsch lernen. Erst heute wird mir bewusst, wie sehr ich damals versucht habe, nicht aufzufallen und zum Beispiel meine Herkunft zu vertuschen. Wie die meisten Kinder wollte ich einfach dazugehören, statt anders zu sein.

Also bemühte ich mich, mich so gut es ging an meine deutschen Mitschüler*innen anzupassen. In der Pubertät ging dieser Anpassungsdruck sogar so weit, dass ich meinen erkennbar ausländischen Vornamen »Natalia« in »Nathalie« (sogar die Schreibweise sollte möglichst nicht osteuropäisch sein) änderte und selbst von meinen Eltern verlangte, mich vor Freunden so zu nennen. Damit wollte ich auch vermeiden, dass man mich ständig nach meiner Herkunft fragte – eine Frage, die mich jedes Mal »fremd« oder »nicht von hier« fühlen ließ.

Ich merke immer wieder, wie ich mich in bestimmten Situationen verstelle – zum Beispiel wenn ich mit Müttern spreche, die nur ein Kind haben. Da habe ich oft das Gefühl, dass sie meine chaotische Großfamilienrealität nicht wirklich nachvollziehen können und vielleicht denken, dass ich überfordert, faul oder unorganisiert bin. Besonders, wenn sie die Unordnung in meinem Auto sehen.

Eine langjährige, sehr, sehr ordentliche Freundin besucht mich seit neun Jahren regelmäßig für ein paar Tage mit ihrer Tochter. Bevor sie das letzte Mal kam, habe ich mich mega gestresst und unter Zeitdruck noch schnell an mein Auto gemacht, um es so gründlich zu putzen, als würde ich es verkaufen wollen. Und das alles tat ich nur, um ihr vorzuspielen, dass ich mein Leben – trotz einem Alltag mit mittlerweile vier Kindern – im Griff habe.

Völlig unnötiger Blödsinn, eigentlich weiß ich das. Aber es hat leider geklappt, sie stieg ein und meinte sofort, dass sie keine Ahnung habe, wie ich es schaffe, ein so aufgeräumtes Auto zu haben.

Beispiele für Masking bei neurodivergenten Müttern:

- **Unterdrückung sensorischer Empfindlichkeiten:** Reaktionen auf laute Geräusche oder Berührungen werden unterdrückt, um sich den Anforderungen des Alltags anzupassen.
- **Bewusster Blickkontakt:** sich zwingen, Blickkontakt herzustellen oder bewusst die Dauer und Intensität zu kontrollieren
- **Verbergen von Interessen:** eigene (Spezial-)Interessen nicht äußern, um nicht als andersartig wahrgenommen zu werden oder dazuzugehören

- **Imitieren anderer:** Verhaltensweisen, Kommunikationsstile oder auch Erziehungsmethoden anderer Mütter nachahmen, auch wenn sie innerlich nicht geteilt werden
- **Selbstüberforderung:** zu viele Aufgaben übernehmen und »alles allein schaffen« wollen, um nicht zeigen zu müssen, dass man überfordert ist
- **Selbststimulierendes Verhalten (Stimming) kontrollieren:** natürliche Stimming-Mechanismen (zum Beispiel Händeflattern, Haaredrehen) unterdrücken oder durch unauffällige Alternativen wie das Spielen mit einem Ring ersetzen
- **Gelassenheit vortäuschen:** trotz innerer Belastung nach außen ruhig und souverän wirken, um den Eindruck von Kontrolle zu vermitteln
- **Themen anpassen (People Pleasing):** Gespräche auf Themen lenken, die beim Gegenüber gut ankommen, obwohl man selbst kein Interesse daran hat
- **Pünktlichkeit:** Pünktlichkeit wird durch minutiöse Planung, ständige Kontrolle oder viel zu frühes Erscheinen erreicht – aus Angst vor Bewertung oder Kritik.

Trotz der belastenden, negativen Folgen von Masking, berichten einige erwachsene neurodivergente Menschen, dass sie ihre »Masking-Fähigkeiten« bewusst in Situationen einsetzen, in denen es ihnen von Vorteil erscheint, und dass sie sich dafür entscheiden, »unmaskiert« zu sein, wenn sie sich in einer vertrauten und sicheren Umgebung befinden.

Für viele andere, insbesondere un- oder spät diagnostizierte ADHSler*innen oder Autist*innen, ist Masking meist ein unbewusster, automatisierter Mechanismus und nicht gezielt steuerbar. Sobald sie jedoch erkennen, dass sie maskieren – häufig im Anschluss an eine Diagnose –, beginnen einige, diesen Prozess erstmalig bewusster wahrzunehmen und die Maske auch mal wegzulassen.

Auch ich habe nach meiner Diagnose bewusster darauf geachtet, wann ich mich verstelle, und begonnen, mich in bestimmten Situationen bewusst dafür zu entscheiden, offener mit meinen Herausforderungen und Persönlichkeitsmerkmalen umzugehen. Nach all den Jahren verstand ich endlich, dass es nicht an mir liegt, dass ich nicht »falsch« bin oder mich zu wenig anstrenge. Dieses Wissen hat mir geholfen, etwas mehr Akzeptanz für mich selbst zu entwickeln, und die Veränderung blieb nicht unbemerkt.

Manche Menschen in meinem Umfeld spiegelten mir plötzlich zurück, ich wirke »zerstreuter« – dabei hatte ich einfach nur aufgehört, so viel Energie darauf zu verwenden, meine Verplantheit durch Ausreden oder Ablenkungen zu kaschieren. Ja, das bedeutete, neue Urteile in Kauf zu nehmen. Aber im Gegenzug gewann ich etwas viel Wichtigeres: mehr Authentizität, weniger Druck und die Freiheit, mehr ich selbst zu sein. Mit diesem neuen Verständnis begann ich auch bewusster abzuwägen: In welchen Situationen ist es sicher, die Maske wegzulassen und dadurch Kraft zu sparen, die ich für andere Dinge dringend brauche.

Das klingt jetzt nach einer ziemlich einfachen und bewusst steuerbaren Entscheidung. So ist es jedoch nicht immer, und wir sollten beachten, dass eine neurodivergente Person, die generell maskieren kann oder es früher getan hat, nicht automatisch und in jeder Situation dazu in der Lage ist – selbst dann nicht, wenn es für sie von Vorteil wäre. Masking erfordert immense kognitive und emotionale Kraft, die nicht immer verfügbar ist. Deswegen dürfen Autist*innen oder Menschen mit ADHS niemals dazu verpflichtet werden oder dafür bestraft werden, wenn sie nicht maskieren. Akzeptieren wir also,

- wenn die neurodivergente Freundin häufig ganz kurzfristig absagt, weil sie ihre Kapazitäten überschritten hat.
- wenn der neurodivergente Kollege im Meeting auf sein Papier kritzelt, weil er sich so besser konzentrieren kann.
- wenn die neurodivergente Tante lauter und länger über ihr Spezialinteresse spricht, als es die gesellschaftliche Norm erlaubt, weil sie ihre Begeisterung gerade nicht unterdrücken kann – und auch nicht sollte.
- wenn die Mimik oder Gestik der neurodivergenten Oma beim Auspacken eines Geschenks zurückhaltender ist, weil sie Emotionen auf ihre eigene Weise verarbeitet. Vielleicht fühlt sie sich von den auf sie gerichteten Blicken schlicht überfordert?
- wenn der neurodivergente Cousin die Familienfeier früher verlässt, weil ihm die Reizüberflutung zu viel wird.
- wenn die neurodivergente Mutter am Abend keine einzige weitere Berührung mehr ertragen kann, weil sie bereits den ganzen Tag über Körperkontakt zugelassen hat.

Lasst uns sowohl mit anderen als auch mit uns selbst nachsichtig sein und daran denken: »Unmasking« kann auch ein Kompliment sein, denn es zeigt, dass sich die Person sicher genug fühlt, um ihre wahre Persönlichkeit zu zeigen.

Warum neurodivergente Eltern mit eigenen Regeln besser leben

Lesezeit: 13 Min.

Ich habe früh gemerkt, dass die häufigsten Erziehungstipps bei uns nicht gut funktionieren – und das lag vor allem an mir. Ich konnte vieles einfach nicht konsequent durchhalten, sehnte mich selbst eher nach Flexibilität als nach festen Regeln. Je nach Energielevel und Belastungsgrenze störten mich bestimmte Dinge mal mehr, mal gar nicht. Die vielen »Man sollte …«-Sätze aus Ratgebern klangen zwar plausibel, hielten in unserem Alltag aber nur kurz.

In solchen Momenten fühlte ich mich schnell unfähig, und es brauchte Zeit, Erfahrung – und vor allem Mut –, um eigene Wege zu finden. Besonders weil Elternschaft so stark mit Erwartungen aufgeladen ist und scheinbar jede Entscheidung unter einem moralischen Brennglas liegt. Dann ist da noch mein ADHS-Gehirn, das Entscheidungen gern in »gut« oder »schlecht« einteilt – Grauzonen müssen sich da erst mal durchkämpfen. Genau hier beginnt eine besondere Herausforderung.

Schwarz-Weiß-Denken und elterlicher Druck: Wie ADHS unsere Wahrnehmung beeinflusst

Immer wieder habe ich gelesen, dass viele Menschen mit ADHS zu einem Schwarz-Weiß-Denken neigen, also dazu, Dinge, Entscheidungen und auch Personen in zwei Kategorien einzuteilen, nämlich in gut oder schlecht. Das kann die Folge von Impulsivität sein, weil schnell bewertet wird, ohne groß nachzudenken. Manchmal kann es aber auch aus dem Bedürfnis nach Struktur und Ordnung entstehen. Ich erwische mich jedenfalls sehr oft dabei, in solchen Schubladen zu denken, und muss mich dann aktiv daran erinnern, die vielen Graustufen nicht zu vergessen. In der Elternschaft kann so ein Muster den ohnehin schon hohen Druck, zusätzlich verstärken. Wie schnell wird aus unscheinbaren Entscheidungen wie Selbstgekochtes oder Tiefkühlkost eine moralische Bewertung elterlicher Qualitäten? Wie rasch fühlen wir uns wegen Nichtigkeiten in gute oder schlechte Mütter eingeteilt? Das schlechte Gewissen kommt als hochkalorische Nachspeise gratis hinterher. Doch warum tragen wir diese Last so selbstverständlich? Warum glauben wir, dass es an uns liegt, alles perfekt zu machen?

Dieses Problem ist kein individuelles Versagen, sondern tief in den Strukturen unserer Gesellschaft verankert – insbesondere im Patriarchat und Kapitalismus. Uns wird eingeredet, dass wir durch noch mehr Selbstoptimierung die perfekte Mutter, engagierte Arbeitnehmerin, attraktive Frau werden können. Diese Erwartung ist jedoch unerreichbar und führt direkt in die Erschöpfung – mit der wir dann wieder allein klarkommen müssen, obwohl die Ursachen außerhalb unseres Einflusses liegen. Eine ganze Industrie verdient daran, uns glauben zu lassen, dass wir mit den richtigen Produkten, Coachings oder Routinen endlich »gut genug« sind. Wir sollen arbeiten, als hätten wir keine Kinder, und Eltern sein, als gäbe es keine anderen Verpflichtungen. Eine klassische »No-win-Situation«. Die Lösung liegt nicht in noch mehr Anstrengung, sondern in einem radikalen Umdenken: die Verantwortung nicht nur bei sich selbst zu suchen, sondern das System zu hinterfragen, unkonventionelle Wege zu gehen und die eigene Energie auf das zu richten, was wirklich zählt – statt sich für unerfüllbare Erwartungen aufzureiben.

Doch nicht nur äußere Strukturen setzen uns unter Druck – auch die eigenen Glaubenssätze, die wir im Laufe unseres Lebens verinnerlicht haben, spielen eine Rolle. Sie prägen, was wir für »gute« oder »schlechte« Elternschaft halten und nach welchen Regeln wir unsere Kinder begleiten. Das Problem? Viele dieser Konzepte sind gar nicht auf neurodivergente Familien zugeschnitten. Sie klemmen und drücken, weil sie nicht für uns gemacht sind. Damit meine ich Empfehlungen für verschiedene Bereiche wie Schlafverhalten, Hygiene, Medienkonsum, Esstisch-Regeln – you name it! Wir brauchen individuell passende Lösungen.

Neurodivergente Kinder und ihre Eltern brauchen flexible Lösungen

Nehmen wir den Klassiker: das Schlafverhalten. Viele Kinder brauchen intensivere Unterstützung, um zur Ruhe zu kommen, und werden oft erst viel später müde, als es die meisten Ratgeber vorschreiben. Starre Vorgaben führen hier meist nur zu Frust auf beiden Seiten. Was es stattdessen braucht? Lösungen, die sich nach dem Kind richten und nach dem Elternteil, der es gerade begleitet. Vor allem aber braucht es Akzeptanz: Akzeptanz dafür, dass jedes Kind und jede erwachsene Person unterschiedlich ist und dass das völlig in Ordnung ist. Wir können Schlaf nicht erzwingen, aber wir können die Bedingungen dafür schaffen, dass er kommen darf. Gleichzeitig dürfen wir beim Akzeptieren auch gut für uns selbst sorgen. Ich kenne die Sehnsucht nach »Feierabend«, endlich Zeit für sich selbst zu haben. Und ich kenne die Anspannung, wenn man ungeduldig in der langweiligen Dunkelheit auf den Schlaf des Kindes wartet. Deshalb sollte die Einschlafbegleitung nicht nur für das Kind angenehm sein, sondern auch für uns. Vielleicht bedeutet das, es sich selbst mit einem Hörbuch, einem Podcast oder einem Hörspiel auf den Kopfhörern gemütlich zu machen – ja, auch das Smartphone darf hier ein Verbündeter sein. Um mit anderen in Verbindung zu gehen, die uns verstehen und via Textnachrichten beistehen. Das lässt die Zeit schneller und selbstwirksamer vergehen.

Medien als Werkzeug statt als Feind

Medienkonsum (Filme, Serien und Spiele) bei Kindern wird in bestimmten gesellschaftlichen Kreisen oft kritisch bewertet – als Weg in die Verdummung oder als Zeichen mangelnder Fürsorge gesehen. Dabei können Medien, insbesondere für neurodivergente Menschen, eine wertvolle Unterstützung sein: Sie bieten die Möglichkeit, zur Ruhe zu kommen, äußere Reize auszublenden und das Nervensystem zu regulieren. Zum Beispiel kann ein Spiel wie Minecraft in einem lauten, überfüllten Restaurant oder nach einem reizintensiven Schultag chaotische Sinneseindrücke wie Geräusche durch beruhigende und vorhersehbare Reize ersetzen.[35] Gezielte Mediennutzung kann so ein echter Rettungsanker sein.

Darüber hinaus bieten Medien die Möglichkeit, Spezialinteressen zu vertiefen oder neue Fähigkeiten zu erlernen – oft auf eine Art und Weise, die perfekt zu den individuellen Bedürfnissen und Lernmustern passt. Sie können auch dazu beitragen, sich gesehen und repräsentiert zu fühlen, indem sie vertraute Geschichten zeigen, in denen wir uns wiedererkennen. Gerade diejenigen, die sich im Alltag oft anders oder einsam fühlen, kann das stärken. Mehrsprachig aufwachsende Menschen können durch Medien außerdem ihre Sprachkenntnisse erhalten und erweitern – besonders dann, wenn sie in einem

Umfeld leben, in dem ihre Herkunftssprache wenig gesprochen wird. Auch das Erlernen neuer Sprachen wird durch den Zugang zu fremdsprachigen Medien erleichtert, weil diese authentische Kontexte, Alltagssprache und kulturelle Nuancen vermitteln – oft mit mehr Leichtigkeit und Motivation als klassische Lehrmethoden. Und ja – Medien dürfen auch einfach unterhalten und quälende Langeweile vertreiben. Ein Lieblingsfilm oder ein vertrautes Spiel kann wie eine warme Decke wirken: sicher, beruhigend und genau das, was gerade gebraucht wird.

Medien sind nicht der Feind. Sie sind ein Werkzeug – und wie bei jedem Werkzeug kommt es darauf an, wie wir es nutzen. Natürlich gibt es auch Menschen, für die Medien eher stark anregend oder sogar überfordernd wirken – in solchen Fällen ist ein vorsichtiger und reduzierter Medienkonsum sinnvoll. Du kennst dich und dein Kind am besten und kannst einschätzen, was für euch passt. Mein Ziel ist nicht, dir eine bestimmte Richtung vorzugeben – sondern dir die Freiheit zu lassen, ohne Druck oder Verunsicherung eine Entscheidung zu treffen, die sich für euch gut anfühlt.

Ein letzter, oft übersehener Punkt: Gerade neurodivergente Eltern brauchen häufiger Pausen, da wir meist schneller an unsere Grenzen geraten und überreizen. Medien können uns dabei helfen, kleine Atempausen im Alltag zu schaffen – nicht nur für unsere Kinder, sondern auch für uns selbst.

Akzeptanz als Schlüssel für mehr Leichtigkeit im neurodivergenten Familienalltag

Je früher wir unsere Realität annehmen – mit all ihren Besonderheiten –, desto mehr Energie bleibt für das, was wir tatsächlich beeinflussen können. Akzeptanz bedeutet nicht, aufzugeben, sondern die Dinge so zu sehen, wie sie sind, anstatt gegen sie anzukämpfen oder an einer Idealvorstellung zu verzweifeln. Akzeptanz macht uns handlungsfähig, für das, was möglich ist. Ein Beispiel? Unser Familienessen. In meiner Familie ist es schlicht unmöglich, ein Gericht zu finden, das allen sechs Mitgliedern schmeckt. Auch die Zeit, die jede*r beim Esstisch verbringen möchte, variiert stark. Lange habe ich versucht, mit Regeln dagegenzuhalten. Heute lasse ich los. Statt zu kämpfen, gestalten wir unser Essen so, dass es für uns funktioniert: Wir kochen, worauf mein Mann und ich Lust haben, und richten es wie ein Buffet an. Jeder nimmt sich, was er mag. Wer nichts mag, greift zu Brot oder (Schoko-)Müsli. Und ja, bei uns gibt es auch keine Regel, dass zuerst »etwas Gescheites« gegessen werden muss, bevor es Nachtisch gibt. Erstaunlicherweise ändert die Reihenfolge nichts an der gegessenen Menge – aber sie verringert die Konflikte. Und wenn jemand nur kurz am Tisch sitzen mag? Dann ist das eben so. Diese Veränderung passierte nicht über Nacht. Sie ist auch keine finale Lösung, sondern eine, die zu unserer aktuellen (Alters-)Phase passt. Natürlich gibt es Situationen, in denen wir uns anpassen – bei Feiern, Restaurantbesuchen oder wenn wir zu Gast sind. Aber zu Hause machen wir unsere eigenen Regeln. **Denn genau darum geht es: herauszufinden, was für die eigene Familie funktioniert. Nicht stur an Vorgaben festzuhalten, die vielleicht gar nicht zu uns passen.**

Elternschaft als Entwicklung – aber im eigenen Tempo

Strenge Vorgaben oder Druck helfen weder uns noch unseren Kindern. Ich weiß nicht, wie es dir geht, aber ich habe eine richtige Abneigung gegen die meisten Regeln – besonders wenn sie mir unnötig erscheinen. Regeln sollen unserem Leben dienen – nicht umgekehrt. Was mir stattdessen hilft? Verständnis, Flexibilität und Verbindung. Das heißt nicht, dass ich mich – wie einem oft vorgeworfen wird – auf meiner Neurodivergenz ausruhe. Elternschaft ist eine Entwicklungsaufgabe. Natürlich können wir und unsere Kinder innerhalb unserer Möglichkeiten wachsen, neue Fähigkeiten erlernen und uns weiterentwickeln. Doch dabei finde ich wichtig, dass wir uns vor allem auf uns selbst konzentrieren. Nicht alles ist für uns relevant. Nicht alles müssen wir meistern. Wer permanent außerhalb der Komfortzone lebt, landet nicht in der magischen Wachstumszone, sondern im Burn-out! Deshalb ist es so wichtig, eigene Maßstäbe zu setzen, statt sich an externen Erwartungen abzuarbeiten. Doch genau das fällt oft so schwer – nicht zuletzt, weil uns von Anfang an etwas ganz anderes beigebracht wird.

Schon während der Schwangerschaft wird uns ein endloser Anforderungskatalog serviert: Du sollst dich körperlich betätigen, aber bitte nicht übertreiben. Möglichst viel in der Natur aufhalten, genug schlafen, gesund essen, die richtigen Supplemente und Kosmetika benutzen. Über deine Rechte bei der Geburt Bescheid wissen und bereits aktiv an der Bindung zum Ungeborenen arbeiten. Dann noch die vielen nachhaltigen, schadstofffreien, überteuerten Produkte, die du angeblich brauchst – fangen wir damit lieber gar nicht erst an. So geht es fröhlich weiter – vom Babyalter über die Kleinkindzeit bis ins Schulalter.

Natürlich haben viele Empfehlungen einen wahren Kern. Was mir aber in dieser Aufzählung zu kurz kommt, ist die Tatsache, dass Kinder für gutes Gedeihen und eine sichere Bindung keine Perfektion brauchen – sondern möglichst entspannte, emotional präsente Eltern. Wenn wir uns in Perfektionismus verheddern, verlieren wir den Blick für das Wesentliche: dass Bindung nicht durch makelloses Verhalten entsteht, sondern durch echte, gelebte Beziehung – in vielen kleinen Momenten, die sich über die Zeit summieren.[36]

Perfektionismus: Eine Überlebensstrategie, die perfekt erschöpft

Perfektionismus ist eine häufige Bewältigungsstrategie – besonders bei Frauen und noch stärker bei Müttern. Manchmal ist es eine Überkompensation – ein Versuch, das Chaos durch hohe Standards und strikte Struktur unter Kontrolle zu bringen. Aber meistens entsteht er aus dem tiefen Bedürfnis, negative Rückmeldungen und Ablehnung zu vermeiden. Neurodivergente Menschen kennen dieses Gefühl besonders gut: Schon früh werden sie häufiger kritisiert und zurechtgewiesen als ihre neurotypischen Altersgenoss*innen. Um nicht wieder negativ aufzufallen, versuchen viele, alles möglichst »richtig« zu machen – und machen Perfektionismus zu ihrem Schutzschild. Expert*innen, wie der Facharzt für Psychiatrie Dr. William Dodson, schätzen, dass Kinder mit ADHS bis zum Alter von zehn Jahren durchschnittlich 20 000 negative Botschaften mehr erhalten als ihre neurotypischen Altersgenossen.[37] Mit der Zeit entwickelt sich eine innere Stimme, die flüstert: *»Ich muss mich mehr anstrengen. Ich darf keine Fehler machen.«* Das kann zu einem ungesunden Kreislauf führen – je mehr man sich anstrengt, desto größer wird der Druck. Je höher der Anspruch, desto stärker die Erschöpfung. Was in der Kindheit begann, entfaltet in der Mutterschaft seine volle Kraft. Denn gerade hier prallen die gesellschaftlichen Erwartungen mit voller Wucht auf uns: widersprüchlich und unerreichbar. Jeder Schritt wird kritisch beäugt, jede Entscheidung bewertet. Das Gefühl, niemals richtig zu sein, nistet sich immer tiefer ein. Perfektionismus erlaubt keine Fehler, keine Pausen – und keine Menschlichkeit. Er verspricht Sicherheit, doch er bringt Erschöpfung.

Was könnte helfen?

1. Trainiere bewusst »Fehler« zu machen. Mach absichtlich etwas spontan, ungeprüft und unperfekt, um zu merken, dass die Welt nicht untergeht.
2. Bewerte deinen Tag nicht nach Produktivität. Frage dich am Abend: Was hat mich heute wirklich zufriedener gemacht? Statt »Was habe ich alles geschafft?« lieber »Hatte ich einen Moment (zum Beispiel einen Spaziergang), der sich gut angefühlt hat?«.
3. Sprich mit dir wie mit einer guten Freundin. Würdest du zu einer Freundin sagen, was du dir selbst in einem tollpatschigen oder vergesslichen Moment sagst? Nein? Dann sag es auch nicht zu dir selbst.
4. Sieh Fehler als deine Helfer. Sie sind eine Chance, zu lernen. Wer sich traut, Fehler zu machen, kommt ins Handeln.
5. Mach die Dinge so, wie sie für dich passen – nicht, wie sie »richtig« sein sollten. Wenn du keine Journaling-Routine findest, dann schreib halt unregelmäßig. Oder prüfe, ob Journaling überhaupt dein Ding ist.

Perfektionismus ist antrainiert. Also kannst du auch das Gegenteil trainieren: Nachsicht und Vertrauen, dass gut genug meistens völlig ausreicht.

Ich weiß, dass ich mit vier Kindern deutlich über dem Durchschnitt liege und deshalb nicht repräsentativ bin. Aber genau diese Kinderschar hat mich dazu gezwungen, mich nach und nach von manchen Ansprüchen und Glaubenssätzen an »gute Elternschaft« zu verabschieden, weil sie für mich oder uns unter keinen Umständen erfüllbar waren.

Dafür brauchte es die entscheidende Erkenntnis: Das Problem liegt nicht an mir, sondern an äußeren Umständen, die außerhalb meiner Kontrolle liegen. Wenn du Aufgaben oder Regeln dienst und nicht sie dir, dann lass sie los. Es muss nicht für immer sein. Aber für jetzt. Denn unterschiedliche Lebensphasen erfordern unterschiedliche Prioritäten.

Meine Tante, selbst Mutter von fünf Kindern, hat mir mal gezeigt, wie radikal man Prozesse vereinfachen kann. Damals besuchte ich sie mit meinem ersten Kind, das gerade wenige Wochen alt war. Ich staunte nicht schlecht, wie stark sie ihren Haushalt auf das Nötigste reduziert hatte. Sie benutzte zum Beispiel keine Bettwäsche. Ihre Kinder waren damals im Kindergartenalter, und mit ihnen kamen nächtliche Unfälle, Magen-Darm-Viren und jede Menge Wäsche. Anstatt Bezüge zu wechseln, warf sie Bettdecken und Kissen direkt in die Waschmaschine und den Trockner. Effizient statt umständlich. Auch bei den Anziehsachen hielt sie es sehr simpel: kein Bügeln, kein Falten, große Schubladen für Ober- und Unterteile, aus denen sich ihre Kinder jeden Morgen selbst bedienten. Das mag nicht für alle die perfekte Lösung sein, aber für sie war es in diesem Lebensabschnitt eine große Entlastung. Und heute? Heute haben alle mit hübscher Bettwäsche bezogene Betten.

Es geht nicht darum, gar keine Ansprüche oder Qualitätsmaßstäbe mehr zu haben. Es geht darum, eine gesunde Balance zu finden. Zwischen eigenen Werten und gesellschaftlichen Erwartungen. Denn am Ende zählt vor allem eins: Dass es euch zusammen gut geht.

Niemand – wirklich niemand – hat das Recht, dir vorzuschreiben, wie viel du im Alltag schaffen solltet oder auf welche Weise. Auch dann nicht, wenn es als »gute Sache« getarnt ist oder besonders moralisch klingt. Du darfst den Erwartungsdruck abprallen lassen. Wir alle leben unter unterschiedlichen Bedingungen mit unterschiedlichen Prioritäten, und das ist nicht nur absolut in Ordnung – das ist richtig so.

Also: Hör nicht auf diejenigen, die dir Schuldgefühle machen. Hör auf die, die dich sehen. Die dich wirklich sehen. Die dir sagen, dass du großartig bist – genau so, wie du bist.

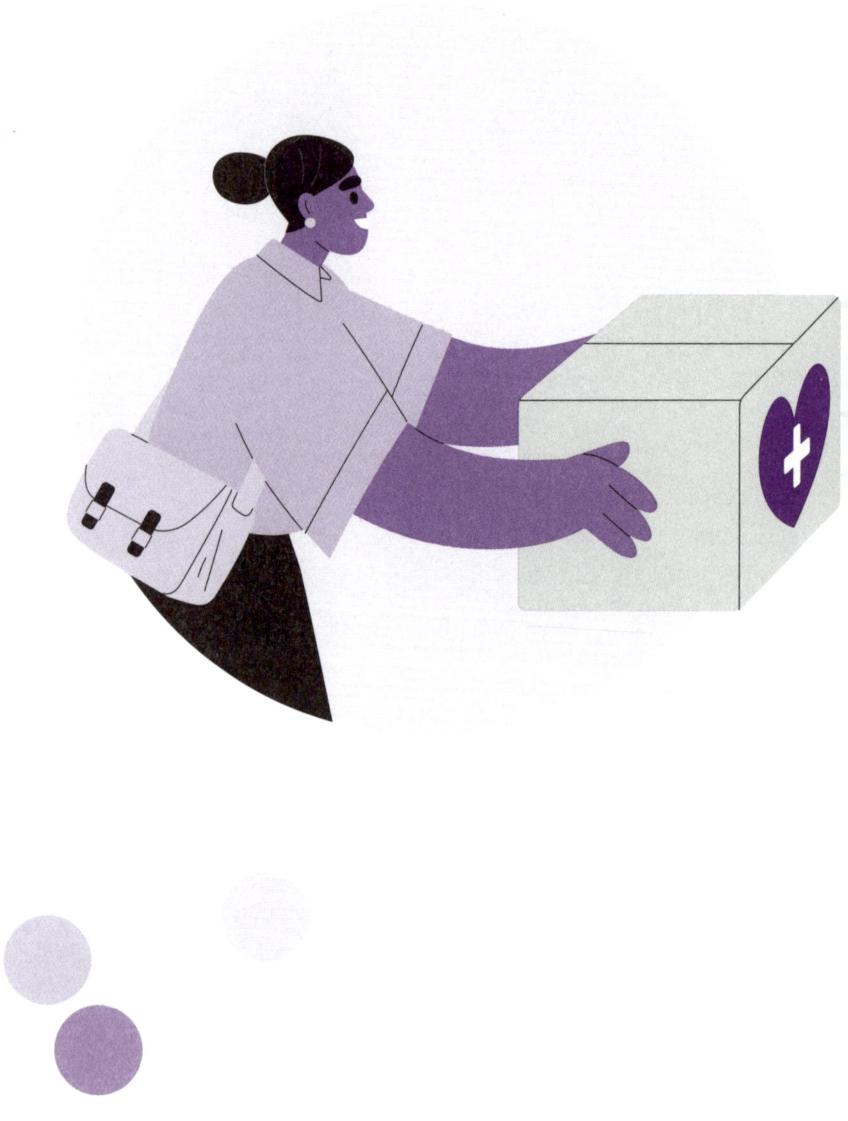

Kapitel 3
Werkzeugkiste für besonders herausfordernde Phasen

Es gibt Menschen, die gut zuhören – und es gibt Ramona Vetter. Die Pädagogin und Systemische Kinder-, Jugend- und Familiencoach hört nicht nur zu, sondern stellt genau die richtigen Fragen. Fragen, die nicht bewerten, sondern ermutigen. Fragen, die nicht belehren, sondern Räume öffnen. Und genau das macht sie so besonders: Sie begleitet Eltern auf ihrem individuellen Weg, nicht indem sie Lösungen vorgibt, sondern indem sie ihnen hilft, eigene Antworten zu finden.

In ihrem Gastbeitrag über Ressourcen teilt Ramona wertvolle Impulse, die Eltern dabei unterstützen, ihre eigenen Stärken zu entdecken und zu nutzen. Ramona versteht es wie kaum jemand sonst, Elternschaft als Prozess zu begreifen – und diesen wertschätzend, feinfühlig und auf Augenhöhe zu begleiten.

Ramona Vetter: Individuelle Kraftquellen statt Standardrezepte (Lesezeit: 6 Min.)

Vielleicht bist du schon mal in die Badewanne gestiegen, weil dir das jemand aus deinem näheren Umfeld oder eine Infokachel auf Instagram zum Thema Selbstfürsorge geraten hat? Vielleicht hast du es getan, und in dir hat sich so ein komisches Gefühl breitgemacht, nach dem Motto »Und was soll ich jetzt hier!?«? Oder dir ging es wie einer meiner Klient*innen, die mich im Coaching fragte, ob mit ihr denn etwas nicht stimmt, wo das doch für alle anderen scheinbar super funktioniert. Nur bei ihr halt nicht. Weil der Kopf trotz bester Rahmenbedingungen aus wohliger Wärme und himmlischer Ruhe genau das Gegenteil von dem macht, was er soll: Anstatt runterzukommen, fährt er hoch. Füllt in Gedanken die Einkaufsliste, überlegt, wer jetzt noch wie viel Geld für das Erzieherinnengeschenk bekommt, und fragt sich, ob die Rückgabefrist der Büchereibücher nicht schon abgelaufen ist ... Und wann ist das Wasser eigentlich so kalt geworden? Ja, du bist in diesem Moment vieles, aber ganz sicher nicht entspannt.

Wenn man Instagram und Menschen aus dem näheren Umfeld glauben mag, dann ist die Badewanne eine super Möglichkeit, um sich kurz aus dem Alltag rauszunehmen und wieder Kraft zu tanken. Leider deckt sich das eigene Leben so selten mit dem auf Instagram oder dem anderer Menschen. Und weil es uns in der Regel so schwerfällt, das anzuerkennen, weil wir nämlich den Fehler erst mal bei uns suchen, anstatt bei dem an sich wohlgemeinten Ratschlag, schreibe ich es hier schwarz auf weiß: Was DIR wirklich die Kraft gibt, die DU für die Herausforderungen

DEINES Elternseins brauchst, ist individuell. Wenn dir die Badewanne, wurscht, wie warm oder kalt das Wasser ist, nix bringt, dann bleib draußen. Das ist okay. Sorry, Instagram. Sorry, ihr anderen.

»Okay«, denkst du dir jetzt, »aber was gibt mir denn eigentlich Kraft? Und wie finde ich das überhaupt heraus?« Gut möglich, dass du dir diese Fragen gerade zum ersten Mal im Leben ganz bewusst stellst. Kein Grund sich zu schämen, glaub mir. Keine Mutter dieser Welt (und auch kein Vater) braucht noch mehr Futter fürs Scham-Gedächtnis. Es ist schon fast NORMAL, dass du das nicht so genau weißt. Weil die meisten Eltern von heute das nie so richtig gelernt haben. Stattdessen haben wir viele Sätze gehört wie »Stell dich nicht so an!« oder in der etwas liebevolleren, aber nicht weniger schwierigen Version »Ach komm, Mäuschen, ist doch nicht so schlimm!«. Statt gesehen zu werden in dem, was wir brauchen, wurde uns eher vermittelt, dass wir nicht so viel zu brauchen haben. Und bevor sich in dir allzu großer Groll gegenüber deinen Eltern regt: Sie wussten es auch nicht besser, weil – du ahnst es vielleicht schon – sie es auch nicht lernen durften.

Wenn du mehr über deine Ressourcen, deine Kraftquellen herausfinden möchtest, reicht es schon aus, in die jüngere Vergangenheit zu blicken. Was hat dir bisher geholfen, Kraft zu tanken? Wonach hast du dich wieder gestärkt gefühlt? Vielleicht war das nach einem richtig netten Gespräch mit einem lieben Menschen oder nachdem du die Wohnung aufgeräumt hast. Vielleicht war es der Moment, in dem du in Ruhe einen Kaffee oder Tee trinken konntest. Oder es war das Buch, das dich so sehr inspiriert hat.

Vielleicht denkst du bei Kraftquellen spontan an Sport, weil du früher regelmäßig joggen warst und dir das unglaublich gutgetan hat. Oder es war die Umarmung deines Partners heute Morgen, das Gefühl von Geborgenheit, das sich dabei breitgemacht hat, die morgendliche Gassirunde mit deinem Hund, die frische Luft, die du dabei eingeatmet hast ...

Kraft geben können dir Menschen, Erlebnisse oder ganz banale Dinge. Auch so nicht greifbare Dinge wie zum Beispiel die Zuversicht, dass du mit dem, was da auf dich zukommt, umgehen wirst. Sie speist sich aus vielen Erfahrungen, die du in deinem Leben machst, Herausforderungen, die du bereits gemeistert hast. Und damit wächst sie immer weiter.

Und wenn wir schon bei so etwas wie einer Ressourcenliste sind: Auch deine Werte sind eine wichtige Ressource in deinem Leben. Wenn wir unser Leben nämlich annähernd so gestalten, dass es zu unseren Werten passt, dann hält uns das bei Kräften. Andernfalls gehen wir irgendwann auf dem Zahnfleisch daher, denn ein permanenter Wertekonflikt ist ein großartiger Garant dafür, irgendwann auszubrennen. Ziehst du gerade den Kopf ein? Ah, du kennst deine Werte nicht, kann das sein? Ja, auch das ist nicht weiter ungewöhnlich. Du bist damit wirklich in guter Gesellschaft, kaum jemand kennt die eigenen Werte oder hat, wenn überhaupt, nur eine ganz grobe Idee davon. Im Internet gibt es zahlreiche Wertefinder. Ich kann dir zum Beispiel den von EIN GUTER PLAN empfehlen (https://einguterplan.de/werte/). Da kannst du direkt loslegen und deine Werte finden. Hallo, Selbstwirksamkeit, du wunderschöne Ressource.

Was stärkt dich noch? Wie wäre es zum Beispiel mit Musik oder Podcast hören, eine Routine durchbrechen, im Garten werkeln, den nächsten Urlaub planen, Papiersterne basteln, ein Möbelstück bauen, sich mit jemandem über einen wichtigen Wert unterhalten, ein leckeres und gesundes Essen kochen (oder sich bekochen lassen), für sich einstehen, die Nacht durchtanzen, einen Kurs zu einem Spezialinteresse besuchen, Gefühle fühlen und vorbeiziehen lassen, ein Buch lesen, die Kleidung im Schrank nach Farben sortieren, dasitzen und ein paar Minuten den Atem spüren, eine Collage zu einem bestimmten Thema oder Motto anfertigen, mit dem Kind eine Geschichte ausdenken, einem lieben Menschen einen Brief schreiben (einen echten Brief auf Papier und handgeschrieben) ...?

Was auch immer dich spontan anspricht oder dir sonst noch einfällt, all diese Dinge haben eines gemeinsam: Sie bringen uns in Kontakt mit uns selbst, lassen uns achtsamer sein. Und so sammeln wir jedes einzelne Mal wertvolle Verbindungsmomente, an die wir uns dann erinnern können, wenn wir mal wieder meinen, dass wir so absolut gar nichts (tun) können.

Apropos nichts können. Bei vielen Dingen in dieser Liste kommt eine weitere wichtige Ressource zum Einsatz und darf sich von ihrer besten Seite zeigen: deine Stärken, also all das, was du richtig gut kannst. Und ich sehe schon wieder die Scham aufblitzen. Dieses Mal in einem anderen Gewand, und sie ruft sehr laut: »Eigenlob stinkt!« Hör nicht hin, lass sie rufen. Du hast Stärken, viele Stärken sogar. Wenn es dir arg schwerfällt, sie zu erkennen und zu benennen, frag liebe Menschen in deinem Umfeld. Glaub mir, die wissen, worin du richtig gut bist und was sie an

dir schätzen. Dann hörst du nämlich nicht - wie vermutlich so oft in deinem Leben -, dass du zu unkonzentriert bist, sondern dich schnell für etwas begeistern kannst. Du bist auch nicht schwierig, sondern unkonventionell, weil du um die Ecke denken und Dinge sehen kannst, die andere nicht sehen. In deiner inneren Unruhe steckt dann nicht ein Mangel an Kontrolle, sondern eine große Menge Energie, die nur darauf wartet, genutzt zu werden. Ja, so ein Gespräch mit einem lieben Menschen gibt sehr viel Kraft. Euch beiden und ganz nebenbei eurer Beziehung. Gute Beziehungen, das Gefühl, miteinander verbunden zu sein und gesehen zu werden - eine der stabilsten und nachhaltigsten Ressourcen, die wir haben können. Nicht ohne Grund trägt uns so manche Beziehungserfahrung durch unser ganzes Leben, absolut unerschütterlich, was auch kommen mag.
Falls du jetzt spontan Lust bekommst, die beste Freundin oder den besten Freund anzurufen, nur zu. Es war DEINE Motivation, dieses Buch in die Hand zu nehmen, weil dich etwas beschäftigt und du nach einer Lösung oder guten Impulsen suchst. Wenn es nun deine Motivation ist, die dich einen Schritt weitergehen lässt, dann geh ihn. Finde die Ressourcen, die schon da sind, finde neue, wo die alten nicht mehr greifen. Und vielleicht magst du dir beim Suchen und Finden deiner Kraftquellen Folgendes im Hinterkopf mitnehmen:
Was hilft, hat recht. Immer.

Deine Ramona

Wie Achtsamkeit das Stresslevel von Eltern nachweislich verändern kann

Lesezeit: 9 Min.

Eigentlich wollte ich hier schreiben, wie wichtig es ist, Themen wie Ernährung, Bewegung, Schlaf, Stress, Suchtverhalten, Emotionen und Struktur regelmäßig Aufmerksamkeit zu schenken, um unsere Lebensqualität zu verbessern. Aber mal ehrlich: Das ist keine bahnbrechende Erkenntnis. Wir alle wissen, dass Schlaf essenziell ist oder dass Bewegung uns nicht nur körperlich, sondern auch mental stärkt.

Das Problem ist nur, dass das Leben nicht immer mitspielt. Je nach Lebensphase oder Umständen – besonders mit Kindern, die viel Begleitung brauchen – können wir uns schlichtweg nicht um alles gleichzeitig kümmern. Und das ist okay. Manchmal reicht es, den Tag irgendwie zu überstehen, ohne den eigenen Akku völlig leer zu fahren. Sich erst mal auf das Dringendste zu konzentrieren und den Rest nur minimal zu bedienen oder einfach im Blick zu behalten, bis mehr Kraft da ist.

Viele (neurodivergente) Mütter haben ohnehin schon kaum Zeit und Energie. Tools müssen also simpel, flexibel und vor allem alltagstauglich sein, um wirklich etwas zu bringen. Was dabei hilft? Das ist – wie Ramona so treffend schreibt – super individuell. Unsere Gehirne sind Unikate, ebenso wie unsere Lebensumstände, unsere Möglichkeiten und unsere Geschichte. Deswegen funktionieren für jede*n von uns unterschiedliche Dinge.

Ich gebe dir hier nur Impulse und Beispiele. Was du daraus mitnimmst, entscheidest du. Es gibt genug Tipps, die für mich Gold wert sind, dich aber vielleicht zusätzlich stressen würden. Oder Dinge, die für mich riesige Herausforderungen sind, während du darüber nicht mal stolperst. Beides ist völlig okay. Du machst es genau richtig – auf deine Weise.

Es gibt auch Menschen, deren Alltag durch ihre Neurodivergenz so stark eingeschränkt ist, dass sie bereits ihre gesamte Energie dafür brauchen, morgens zu duschen. Für sie könnten meine Vorschläge wie ein schlechter Scherz wirken – oder sie sogar wütend machen. Das verstehe ich, und diese Realität trage ich in jeder Zeile mit. Aber wenn du aus meinem Buch auch nur einen Aha-Moment für dich rausziehen kannst – perfekt. Den Rest darfst du getrost ignorieren.

Nachdem Ramona über Ressourcen und Werte geschrieben hat, stelle ich noch zwei Tools vor, die ich gerade für die neurodivergente Elternschaft als extrem hilfreich empfinde:

- **Achtsamkeit** (bitte nicht weglaufen – ich weiß, das Wort klingt nach esoterischem Lifestyle) und
- die **PANDA-Strategie.**

Achtsamkeit benötigt tatsächlich nur einen minimalen Zeitaufwand, kann aber eine ziemlich große Wirkung entfalten. Besonders bei den typischen Druckpunkten wie Stress, Überreizung und Selbstregulation. Es geht also nicht darum, täglich 30 Minuten meditierend auf einem Kissen zu sitzen, sondern um kleine, alltagstaugliche Übungen, die dir helfen, in turbulenten Momenten besser für dich zu sorgen. Natürlich weiß ich: Schon drei Minuten Ruhe zu finden, kann sich utopisch anfühlen – besonders, wenn du den Tag allein stemmst oder gerade nur im Überlebensmodus funktionierst. Achtsamkeit ist kein Wundermittel – aber manchmal ein Ministrohhalm, wenn der Tag dir entgleitet. Vereinfacht gesprochen, ist es eine bestimmte Form der Aufmerksamkeitslenkung. Sie wird durch drei Merkmale definiert[38]:

1. **Absichtsvoll** → Du lenkst deine Aufmerksamkeit bewusst. Statt deine Gedanken einfach treiben zu lassen oder auf etwas zu reagieren, entscheidest du dich aktiv, dich auf etwas Bestimmtes zu konzentrieren – zum Beispiel deinen Atem, eine Empfindung im Körper oder ein Geräusch aus der Umgebung.
2. **Im gegenwärtigen Moment** → Du bist hier und jetzt. Anstatt gedanklich schon bei der To-do-Liste von morgen oder beim Streit von gestern zu sein, richtest du deine Aufmerksamkeit darauf, was jetzt passiert – was du gerade fühlst, hörst, siehst oder schmeckst.
3. **Nicht wertend** → Du beobachtest, ohne gleich zu urteilen. Deine Gedanken oder Gefühle sind nicht »gut« oder »schlecht«, sie sind einfach da. Du musst sie nicht bewerten oder ändern. Wenn du abschweifst, nimmst du es einfach nur wahr und lenkst die Aufmerksamkeit wieder zurück.

Falls du neugierig bist, wie sinnvoll Achtsamkeitsübungen für dich sein könnten, probiere es doch einfach aus: Der wissenschaftlich fundierte Test Mindful Attention and Awareness Scale (MAAS) berechnet deinen Achtsamkeitswert.

MAAS-Test

Instruktionen: Unten findest du eine Sammlung von Aussagen zu tagtäglichen Erlebnissen. Bitte gib mittels der Skala von 1 bis 6 an, wie häufig oder selten du derzeit jedes dieser Erlebnisse hast. Bitte antworte so, wie du diese Dinge derzeit wirklich erlebst und nicht, wie du denkst, dass du die Dinge erleben solltest. Bitte behandle jede Aussage unabhängig von den anderen Aussagen.[39]

Bewertung: 1 = fast immer, 2 = sehr häufig, 3 = eher häufig, 4 = eher selten, 5 = sehr selten, 6 = fast nie		
NR.	**FRAGE**	**WERT**
1	Ich könnte ein Gefühl haben und mir dessen erst irgendwann später bewusst werden.	
2	Ich zerbreche oder verschütte Dinge aus Achtlosigkeit, ohne den Dingen Aufmerksamkeit zu schenken oder weil ich an anderes denke.	
3	Ich finde es schwierig, auf das konzentriert zu bleiben, was im gegenwärtigen Augenblick passiert.	
4	Ich neige dazu, schnell zu gehen, um dorthin zu kommen, wo ich hingehe, ohne darauf zu achten, was ich unterwegs erlebe.	
5	Ich neige dazu, Gefühle körperlicher Anspannung oder Unwohlsein nicht wahrzunehmen, bis sie meine Aufmerksamkeit vollständig in Anspruch nehmen.	
6	Ich vergesse den Namen einer Person fast sofort, nachdem er mir erstmals gesagt wurde.	
7	Es sieht so aus, als würde ich »automatisch funktionieren«, ohne viel Bewusstsein für das, was ich tue.	
8	Ich hetze durch Aktivitäten, ohne wirklich aufmerksam für sie zu sein.	
9	Ich bin so auf das Ziel konzentriert, das ich erreichen möchte, dass ich den Kontakt dazu verliere, was ich hier und jetzt tue, um dieses Ziel zu erreichen.	
10	Ich erledige Aufträge oder Aufgaben automatisch, ohne mir bewusst zu sein, was ich tue.	
11	Ich bemerke, wie ich jemandem nur mit einem Ohr zuhöre, während ich gleichzeitig etwas anderes tue.	
12	Ich fahre zu Orten wie von einem »Autopiloten« gesteuert und frage mich dann, wie ich dorthin gekommen bin.	

13	Ich bemerke, dass ich gedankenverloren der Zukunft oder der Vergangenheit nachhänge.	
14	Ich merke, wie ich Dinge tue, ohne auf sie zu achten.	
15	Ich esse eine Kleinigkeit, ohne mir bewusst zu sein, dass ich esse.	
Summe		

Auswertung:

1. Addiere die Punktwerte aller Antworten.
2. Teile die Gesamtsumme durch die Anzahl der Fragen (15), um den Durchschnittswert zu erhalten.

Offiziell gibt es keine Einteilungen der Werte in feste Kategorien. Die Autor*innen des MAAS haben keine feste Einteilung in »niedrig«, »moderat« oder »hoch« vorgenommen. Stattdessen gilt: Je höher der Score, desto bewusster nehmen Menschen sich selbst und ihre Umgebung wahr und desto wahrscheinlicher reflektieren sie ihr Denken, Fühlen und Handeln.

Für mich ist die Einteilung in Kategorien übersichtlicher, deshalb habe ich hier eine Interpretationstabelle erstellt.

1–2	Geringes Achtsamkeitsniveau – deine Gedanken schweifen oft ab, und du handelst häufig auf Autopilot. Achtsamkeitsübungen könnten dir helfen, bewusster im Moment zu sein.
3–4	Mittleres Achtsamkeitsniveau – du nimmst schon einiges bewusst wahr. Mit ein bisschen Übung kannst du deine Achtsamkeit noch gezielter einsetzen und davon im Alltag profitieren.
5–6	Hohes Achtsamkeitsniveau – du bist achtsam im Alltag und nimmst deine Gedanken, Gefühle und Handlungen sehr bewusst wahr.

Studien zeigen, dass Achtsamkeit sich nachweislich positiv auf das Wohlbefinden auswirkt – und das sogar unabhängig von anderen psychischen und sozialen Einflüssen.[40] Das zeigt, dass Achtsamkeit als eigenständiger Faktor einen echten Unterschied für die mentale Gesundheit machen kann.

Studie: Acht Wochen Achtsamkeit für Mütter – mit messbaren Effekten

Eine spannende Studie[41] aus dem Jahr 2021 untersuchte, wie Achtsamkeit das emotionale Erleben von Eltern verändert, welche Auswirkungen sie auf die Eltern-Kind-Bindung hat und ob sich das Ganze sogar in Gehirnscans (fMRT-Bildern, funktionelle Magnetresonanztomografie zur Messung der Gehirnaktivität eingesetzt) nachweisen lässt.

Untersucht wurde eine Gruppe stark gestresster Mütter von Jugendlichen (12 bis 17 Jahre), die über acht Wochen an einem Achtsamkeitstraining teilnahmen. Das Programm bestand aus wöchentlichen Meditationsübungen, Gruppenaustausch und alltagstauglichen Achtsamkeitshausaufgaben wie zum Beispiel achtsames Zuhören: präsent sein im Gespräch mit dem Kind, es nicht unterbrechen oder sofort mit Lösungsvorschlägen kommen. Zum Vergleich gab es eine zweite Gruppe, die nur eine grundlegende Elternschulung mit Informationen zur sozialen und emotionalen Entwicklung von Jugendlichen als minimale Unterstützung erhielt.

Nach acht Wochen Achtsamkeitstraining zeigten sich bei der Achtsamkeitsgruppe messbare Veränderungen in den Gehirnregionen, die für emotionale Regulation und Selbstwahrnehmung zuständig sind. Die Mütter reagierten weniger impulsiv auf Konflikte mit ihren Kindern und konnten ihre eigenen

Emotionen früher wahrnehmen, bevor sie von ihnen überwältigt wurden.

Doch nicht nur das Gehirn, sondern auch die Eltern-Kind-Bindung profitierte von der Achtsamkeitspraxis. Die Mütter konnten feinfühliger auf ihre Kinder eingehen, weil sie in Konfliktsituationen nicht mehr nur auf das sichtbare Verhalten reagierten, sondern auch die dahinterliegenden Bedürfnisse wahrnehmen konnten – ohne von ihren eigenen Gefühlen überrollt zu werden. Sie empfanden mehr Mitgefühl – sowohl für sich selbst als auch für ihr Kind. Ein entscheidender Faktor für eine einfühlsame Kommunikation und gute Beziehungsqualität.

Dass Achtsamkeit nicht nur eine subjektiv wahrgenommene Wirkung hat, sondern auch biologisch messbar ist, zeigte sich in den Cortisolwerten. Das Stresshormon wurde vor und nach der Intervention im Speichel gemessen – mit eindeutigem Ergebnis: Die Cortisolwerte veränderten sich in Richtung einer gesünderen, ausgeglicheneren Stressreaktion.

Und das Beste daran? Die positiven Effekte blieben auch nach dem Training bestehen. Das zeigt, dass Achtsamkeit nicht nur eine kurzfristige Beruhigung bringt, sondern langfristig dabei helfen kann, den Stresskreislauf zu durchbrechen.

Mir gefällt besonders, dass die Mütter in der Testgruppe im Gegensatz zur Kontrollgruppe keine klassischen Erziehungstipps bekamen. Stattdessen lernten sie Achtsamkeitsübungen, die halfen, den eigenen Kopf ruhiger zu stellen, sich selbst bewusster wahrzunehmen – und damit auch ihr Umfeld. Das hat schon gereicht, damit sie in der Lage waren, ihre Stressreaktionen zu reduzieren und ihre Selbstregulation zu verbessern. Die Mütter der Kontrollgruppe zeigten dagegen keine vergleichbaren positiven Effekte.

Das ergibt für mich Sinn, denn je gestresster und überforderter du bist, desto wahrscheinlicher greifst du auf alte Muster zurück – auch auf solche, die du mit klarem Kopf eigentlich gar nicht wählen würdest. Wenn ich also in einer absoluten Stresssituation bin, kann ich mich nicht mehr an die superguten Erziehungstipps erinnern. Wenn mein Hirn schon auf Autopilot läuft, bringt mir das alles leider gar nichts (mehr), und danach fühle ich mich miserabel.

Da hilft mir Achtsamkeit viel mehr – weil sie mich in einen Zustand bringt, in dem ich noch denken kann. Klar, gute Ratschläge sind nicht verkehrt. Wissen und Theorie sind wichtig – für Selbstreflexion und um unsere Kinder besser zu verstehen. Aber all das kann leichter in die Praxis umgesetzt werden, wenn Eltern nicht gerade selbst »on fire« sind.

Und nun zu meiner Lieblingsachtsamkeitsübung (du kannst sehr gerne auch eine andere nutzen). Für mich ist es nicht einfach, wenn ich mich nur auf eine Sache konzentrieren soll, wie den Atem. Da schweife ich sehr schnell und ständig ab. Besser sind kurze, angeleitete und abwechslungsreiche Meditationen, die entweder den ganzen Körper entlangwandern, also von Fuß bis hoch zum Kopf, genannt **Bodyscan**, oder die **5-4-3-2-1-Übung** (siehe Kapitel 2 im Abschnitt »Mögliche Strategien gegen Überforderung: Was mir wirklich hilft«). Wobei ich es nicht so eng sehe mit der genauen Anzahl. Es gibt gratis Meditationen bei allen Streamingdiensten zu so gut wie jeder Zeiteinheit. Suche einfach nach »Bodyscan« und wähle den Titel mit der für dich passenden Länge.

Kooperation ohne Kämpfe: Wie PANDA Druck rausnimmt – für Eltern und Kinder

Lesezeit: 10 Min.

In meinen Augen ist die PANDA-Strategie besonders wertvoll, um den Familienalltag in konfliktreichen oder herausfordernden Phasen zu entlasten. Sie hilft, Spannungen zu entschärfen und neue Wege im Miteinander zu finden. Gerade neurodivergente Eltern erleben immer wieder Verunsicherung, wenn scheinbar bewährte Ratschläge bei ihnen nichts bewirken. Statt Verständnis bekommen sie oft zu hören, sie seien nicht streng oder konsequent genug. Doch es gibt **Kinder, die auf Strenge und Disziplin nicht mit mehr Kooperation reagieren, sondern mit noch mehr Widerstand**. Das kann bei vielen Eltern ein Gefühl von persönlichem Unvermögen und lähmender Ratlosigkeit auslösen. PANDA hilft, individuelle Lösungen zu finden, die Feinfühligkeit mit praktischer Entlastung verbinden – damit Eltern nicht im Stress feststecken, sondern handlungsfähig bleiben. Entwickelt wurde die PANDA-Strategie von der britischen PDA Society. Sie ist ein praktischer, alltagsnaher Ansatz für Kinder mit einem PDA-Profil (Pathological Demand Avoidance) im Autismus-Spektrum. Doch bevor ich ins Detail gehe und PANDA mit Unterstützung von Anna Bamberger (siehe das Interview »Neurodivergentes Familienleben« weiter hinten in diesem Kapitel) erkläre, möchte ich eines vorwegnehmen: Diese Strategie hat mich sofort begeistert.

Warum? Weil sie Druck rausnimmt – nicht nur bei Kindern, sondern auch bei uns Eltern. Denn seien wir ehrlich: Manchmal fühlt sich unser Alltag an wie ein einziges Ringen um Kooperation. PANDA zeigt Wege, diese Kämpfe zu umgehen. Und auch wenn du kein »PDA-Kind« hast, könnten dir einige Elemente dieser Strategie in bestimmten Phasen oder Situationen Entlastung schenken. Deshalb gehört PANDA unbedingt hierher.

Was ist PDA?

PDA steht für Pathological Demand Avoidance (auf Deutsch etwa »extreme Vermeidung von Anforderungen«). Diese spezifische Ausprägung wird aktuell innerhalb des Autismus-Spektrums verortet. Oft wird PDA als eine Form von Autismus verstanden, aber eine Studie[42] aus dem Jahr 2020 deutet darauf hin, dass es bei Erwachsenen enger mit ADHS verbunden sein könnte. Menschen im PDA-Profil reagieren besonders stark auf gefühlte oder tatsächliche Erwartungen. Das kann sich paradox anfühlen: Ein Kind kann sich auf eine Aktivität freuen und sie dennoch nicht umsetzen, weil die damit verbundenen Anforderungen (Anziehen, das Haus verlassen, Abläufe einhalten) eine massive Stressreaktion auslösen.

Oft wird PDA als »Trotz« oder »Manipulation« missverstanden – dabei geht es in Wahrheit eher um Angst und ein tiefes Bedürfnis nach Autonomie. Das Gehirn signalisiert: Ich kann nicht. Nicht: Ich will nicht.

Und warum kennt das kaum jemand?

PDA ist in den offiziellen Klassifikationssystemen (DSM-5, ICD-11) nicht als eigenständige Diagnose erfasst, wird aber in Fachkreisen zunehmend als spezifisches neurodivergentes Profil erforscht – vor allem in Großbritannien. Während klassische Ansätze oft nicht greifen, brauchen PDA-Kinder einen völlig anderen Umgang, der Druck minimiert und Kooperation anders gestaltet.

Und genau hier kommt PANDA ins Spiel. Es ist kein starres Regelwerk, sondern eine Strategie, die uns hilft, Druck aus der Situation zu nehmen – für das Kind und für uns selbst. Denn Kinder mit PDA kämpfen nicht gegen uns, um uns das Leben schwer zu machen. Sie kämpfen, weil das Leben für sie manchmal zu schwer ist. Oder genauer gesagt: die Anforderungen, die es an sie stellt.

Struktur, Routine, Belohnungen, Konsequenzen – all das fühlt sich für Kinder mit PDA an wie ein überfülltes DB-Abteil im Hochsommer, ohne Klimaanlage, ohne Sitzplatz. Alles in ihnen schreit: RAUS HIER! Während für andere Kinder klare Abläufe und Konsequenzen stabilisierend wirken, erleben sie genau das als massive Stressfaktoren. Ihr Nervensystem geht blitzschnell in den Überlebensmodus – und steckt dort fest, bis es von außen Hilfe bekommt, um sich wieder zu regulieren.

Diese chronische Alarmbereitschaft bedeutet: Sie brauchen nicht mehr Kontrolle, sondern mehr Flexibilität. Mehr Mitbestimmung. Mehr Verhandlungsspielraum. Menschen mit PDA lassen sich nicht »erziehen«, wie es klassische Ratgeber nahelegen. Sie brauchen einen völlig anderen Umgang – einen gleichberechtigten, kooperativen Ansatz, der auf Augenhöhe setzt.

Sicherheit statt Kampf

Anstatt Konsequenzen oder feste Grenzen wie Mauern zu errichten, die nur mehr Widerstand provozieren, braucht es Linien im Sand. Linien, die sich verschieben dürfen, wenn eine große Welle kommt. Es geht nicht darum, alle Anforderungen von ihnen fernzuhalten. Sondern darum, sie so zu gestalten, dass sie machbar werden. Dass das Kind sich sicher genug fühlt, um in kleinen Schritten voranzugehen.

Die PANDA-Strategie hilft dabei, das Erregungsniveau niedrig zu halten – nicht im Sinne von »Wir lassen alles durchgehen«, sondern als »Wir gestalten die Welt so, dass du dich in ihr bewegen kannst«. Das Ziel ist nicht Gehorsam. Das Ziel ist Selbstwirksamkeit. Denn ein Kind, das sich sicher fühlt, kann sich weiterentwickeln. Es beginnt selbstständig zu werden und seine eigenen Ziele zu setzen.[43]

PANDA steht für

1. **P**ick Your Battles (Kämpfe weise auswählen)
2. **A**nxiety Management (Angstbewältigung)
3. **N**egotiate & Collaborate (Verhandeln und zusammenarbeiten)
4. **D**isguise & Manage Demands (Anforderungen tarnen und managen)
5. **A**daptation (Anpassung)

Zu »P«: »Pick your battles«. Nicht jeder Kampf muss gekämpft werden. Wäge ab, welche Regeln wirklich notwendig sind und wo Flexibilität euch allen das Leben erleichtert. Entscheide situativ – je nach Umständen, Energie und Nervenkostüm. Ein Beispiel: Meine Freundin rief mich neulich völlig verzweifelt an, dass sie seit 20 Minuten vergeblich versucht, ihre sechsjährige Tochter (die im Hintergrund weint) davon zu überzeugen, ihre Antirutschsocken anzuziehen, damit sie endlich loskönnen. Geplant war ein spaßiger Nachmittag in einer Trampolinhalle. Der ganze Tag war bereits ein einziger Kampf gewesen. Ich fragte sie, ob sie sich vorstellen kann, dass sie einfach die Socken einpackt und ihrer Tochter anbietet, barfuß in die Schuhe zu steigen. Ihre erste Reaktion: Aber das geht doch nicht, dass immer alles so gemacht wird, wie sie will, außerdem hustet sie. Daraufhin wiederholte ich meine Frage noch einmal und bat sie, nicht auf die innere »Lass dir die Kinder nicht auf der Nase herumtanzen«-Stimme zu hören. Ich hörte sie tief durchatmen und zu ihrer Tochter sagen: »Zieh bitte deine Schuhe an, barfuß.« Stille. Dann hörte ich meine Freundin lachen, was in ein erlösendes Weinen überging. Ihre Tochter hatte wohl an dem Tag zum ersten Mal auf sie gehört. Ich hörte das Mädchen aus dem Hintergrund rufen: »Mama, nimm die Socken mit, dann kann ich sie später anziehen, wenn ich will.« Mir ging's in dem Moment gar nicht so um das Kind, ich wollte einfach die Nerven meiner bereits überforderten Freundin schonen.

Zu »A«: »Anxiety Management«. Der Begriff lässt sich im Deutschen nicht richtig gut übersetzen. Eine passende Annäherung könnte sein: Strategien zur Angstbewältigung und -regulation. PDAler*innen empfinden oft eine anhaltende innere Anspannung, weil sie das Gefühl haben, dass überall und jederzeit potenzielle Anforderungen auf sie lauern. Deshalb ist es wichtig, Unsicherheiten und Anforderungen so weit wie möglich zu minimieren und vorausschauend zu planen, um das (hocherregte) Nervensystem von vermeidbaren Stressoren fernzuhalten. Eines meiner Kinder ist seit jeher ein gern gesehener Gast. Es passt sich mühelos an neue Umgebungen an, zeigt sich hilfsbereit, angenehm kooperativ und verursacht selten Ärger. Doch wenn es nach einem Besuch, bei dem wir nicht dabei waren, nach Hause kommt, müssen wir Eltern oft viel co-regulieren. Die Dauer der Besuche bestimmt, wie intensiv und wie lange wir danach besonders einfühlsam sein müssen. Früher reichte bereits ein Nachmittag, um das Nervenkostüm unseres Kindes zu strapazieren, und wir mussten den Rest des Tages sehr sensibel, mit möglichst wenig Anforderungen reagieren. Heute bringt erst eine oder zwei Übernachtungen diese Ausgleichsnot mit sich. In dieser Phase bewegen wir uns sprichwörtlich auf dünnem Eis – bis das Nervensystem unseres Kindes wieder reguliert ist.

Zu »N«: »Negotiation und Collaboration« ist für PDAler*innen besonders wichtig. Ihr starker Drang nach Autonomie, Kontrolle und Gleichgewicht macht fast alles zur Verhandlungssache. Sie brauchen das Gefühl, mitreden und mitbestimmen zu können, um Kontrollverlust zu verringern. Deshalb kann es sinnvoll sein, mehrere Optionen anzubieten oder in Absprache mit dem Kind die Reihenfolge von Tätigkeiten umzudrehen. Es geht nicht darum, Verantwortung abzugeben, sondern mit dem Kind auf Augenhöhe zu agieren und gemeinsam Lösungen zu finden.

Zu »D«: »Disguise and manage demands« bedeutet, Anforderungen so zu gestalten, dass sie nicht wie Pflichten wirken, sondern wie freie Entscheidungen. Indem wir den Eindruck vermitteln, dass das Kind selbst die Kontrolle behält, schaffen wir eine entspanntere Atmosphäre und vermeiden das Gefühl von Fremdbestimmung. Dadurch können Kinder mit PDA-Profil Anforderungen eher annehmen, ohne in starkes Vermeidungsverhalten zu geraten. Eine einfache, aber wirkungsvolle Methode ist die Verwendung von deklarativer Sprache. Statt direkt etwas zu fordern, laden wir das Kind dazu ein, die aktuelle Situation selbst wahrzunehmen, indem wir sie ihm beschreiben. Du könntest sagen: »Die Schuhe stehen schon bereit, wenn du so weit bist«, anstatt: »Zieh jetzt deine Schuhe an.« Ein anderes Beispiel wäre, statt »Was willst du essen?« zu fragen, zu sagen: »Ich überlege gerade, was ich kochen könnte.« Auch das flexible Anpassen von Anforderungen gehört dazu: Manchmal bedeutet es, eine Aufgabe gemeinsam zu erledigen oder sie dem Kind ganz abzunehmen, wenn sein Kooperationstank leer ist.

Zu »A«: Das zweite A steht für »Adaption« und meint radikale Akzeptanz. Wahrscheinlich ist das eine der schwierigsten Aufgaben, aber auch eine der nachhaltigsten. Denn wenn wir einmal akzeptiert haben, wie unser Familienleben wirklich ist – statt an einer idealisierten Vorstellung festzuhalten –, setzt das unglaublich viel wertvolle Energie frei. Energie, die wir vorher damit verschwendet haben, einer Idee von »Familie« hinterherzujagen. Diese Akzeptanz kann sich – wie in Kapitel 2 im Abschnitt »Akzeptanz als Schlüssel für mehr Leichtigkeit im neurodivergenten Familienalltag« ausführlich beschrieben – auf ganz unterschiedliche Bereiche beziehen. Es geht darum, unsere Realität anzunehmen, wie sie ist, statt sie ständig verändern zu wollen – und damit Raum für kreative Lösungen zu schaffen.

Radikale Akzeptanz bedeutet vor allem, flexibel zu bleiben. Neben dem aktuellen Plan A für den Tag braucht es oft auch noch einen Plan B bis Z in der Hinterhand. Das verlangt von uns nicht nur Ideenreichtum und eine große Portion Geduld, sondern vor allem die Bereitschaft, sich immer wieder auf neue Situationen einzulassen und genug Zeit einzuplanen.

Auch Rollenspiele, Neuartigkeit, Ablenkung oder humorvoll verpackte Anforderungen können helfen, den Druck aus Anforderungen herauszunehmen. Aufgaben gemeinsam zu erledigen, kann ebenfalls gut funktionieren – es fühlt sich dann weniger wie eine »Pflicht« und mehr wie eine Gemeinschaftsaufgabe an.

Ich liebe auch das **MiRA-Kartenspiel »Mach ein Spiel draus!«** dafür. Kennst du das? Es ist Zeit fürs Zähneputzen, Anziehen oder Haarewaschen, und dein Kind sagt zu jeder Tätigkeit »NEIN!« oder läuft davon? Du selbst hast absolut keine Kapazitäten mehr für liebevolle oder kreative Strategien. Hier kann Miras Kartenspiel helfen: Es verwandelt alltägliche Aufgaben in spielerische und unterhaltsame Aktivitäten. Die verschiedenen Kartenkategorien laden dazu ein, kreative Szenarien zu erfinden – zum Beispiel als »Ritter auf einem Bein« ins Badezimmer zu hüpfen, um die Zähne in Slow Motion zu putzen. Was ich daran besonders schätze? Diese Herangehensweise nimmt den Fokus von der Aufgabe weg. Es geht nicht mehr darum, »etwas Langweiliges erledigen zu müssen«, sondern darum, gemeinsam Spaß zu haben. Kinder werden ermutigt zu kooperieren und Eltern entlastet. Win-win also!

Natürlich nutzen sich auch solche Strategien irgendwann ab, oder das Kind hat darauf schlicht und ergreifend keine Lust – und das ist vollkommen in Ordnung. Es liegt nicht an dir! Selten funktioniert etwas immer oder ewig. Aber solange uns das Kartenspiel für eine bestimmte Lebensphase oder auch nur für einige herausfordernde Momente gute Dienste leistet, bin ich dankbar für die Entlastung, die es mir schenkt. Ich nutze es am liebsten für Phasen, wenn der Alltag besonders fordernd ist, zum Beispiel wenn ich PMS habe, oder für meinen Mann, der von Natur aus nicht so kreativ ist wie ich.

Bei meinen älteren Kindern ist KI mein Hack. Neulich fehlte mir die Kraft, erneut zu erklären, warum es nicht okay ist, das Training kurzfristig sausen zu lassen. Also ließ ich **ChatGPT** einspringen – und die Antwort war so genial und witzig, dass ich selbst kurz überlegte, für mein Kind ins Training zu gehen.

Manchmal hilft aber auch keine Strategie der Welt. Manchmal haben wir schlicht keine Kraft mehr, eine anzuwenden. Und das ist okay – weil Kinder Zumutungen aushalten können. Sie können lernen, mit Mikrofrustrationen umzugehen – jene kleinen Momente, in denen ihre Bedürfnisse nicht (sofort) erfüllt werden können. Entscheidend ist dabei nicht, *dass* wir eine Grenze setzen, sondern *warum*. Bereits kleine Kinder spüren den Unterschied, ob wir Nein sagen, weil es nicht anders geht oder aus Prinzip, um sie »abzuhärten«. Gerade in Familien mit mehreren Kindern, bei Alleinerziehenden oder Eltern, die selbst schnell überfordert sind, kommt es immer wieder zu Situationen, in denen Bedürfnisse warten müssen. Wichtig: Nicht jeder Widerstand gegen Anforderungen ist PDA – deutlich häufiger handelt es sich um DA (Demand Avoidance), also eine situationsbedingte und meist nachvollziehbare Vermeidung, zum Beispiel ausgelöst durch Überforderung, Müdigkeit oder Stress. Anders als bei PDA fehlt hier das panikartige Kontrollverhalten.

Aber auch auf die Gefahr hin, dass ich mich wiederhole: **Es war nie unsere Aufgabe, perfekt zu sein. Viel wichtiger ist, dass sich alle in der Familie gesehen fühlen – auch wir Eltern. Dass wir grundsätzlich fair und flexibel abwägen: Wer braucht jetzt gerade dringend Unterstützung, und wer kann vielleicht einen Moment länger warten?**

Genau hier liegt der Schlüssel: Wenn Kinder erleben, dass ihre Bedürfnisse zählen – auch wenn sie nicht immer sofort drankommen –, dann fühlen sie sich gesehen und entwickeln Vertrauen. Und letztlich geht es genau darum: Was wir brauchen, ist ein authentisches Miteinander, in dem jede*r ihren/seinen Platz hat – nicht perfekt, aber wertgeschätzt.

Neurodivergentes Familienleben (PDA-Profil) – Interview mit Anna Bamberger

Lesezeit: 10 Min.

Anna gibt auf ihrem Instagram-Account @bunte_herbstkinder Einblicke in ihren neurodivergenten Familienalltag. Als spät diagnostizierte Autistin mit ADHS und pflegende Mutter von zwei neurodivergenten Kindern im PDA-Profil teilt sie ihre Erfahrungen mit Offenheit und Authentizität. Ihre Beiträge schaffen nicht nur ein besseres Verständnis für neurodivergente Lebensweisen, sondern bieten auch wertvolle Ressourcen und Ermutigung für Familien in ähnlichen Situationen. Dabei schafft Anna es mit ihrer sympathischen und kreativen Art, auch Menschen ohne direkten Bezug abzuholen und zum Nachdenken sowie einem Perspektivwechsel anzuregen.

Interview mit Anna Bamberger

Wie erklärst du deinem Umfeld, was das PDA-Profil bedeutet und wie es sich in eurer Familie äußert?

Wenn ich PDA im Umfeld erkläre, sage ich meistens, dass es sich bei Pathological Demand Avoidance um eine Verhaltensform beziehungsweise Behinderung des Nervensystems handelt, bei der es zu einer intensiven Vermeidung von Anforderungen und einem starken Streben nach Autonomie kommt. Dabei werden Strategien verwendet, um Anforderungen zu vermeiden oder zu umgehen, und es kann zu Panikreaktionen wie Flucht, Kampf oder Einfrieren (fight, flight, freeze, fawn) kommen.

Damit es für Außenstehende leichter nachvollzogen werden kann, erkläre ich auch, dass sich Kinder und Menschen im PDA-Profil aufgrund der Anforderungsvermeidung widersetzen und zwanghaft Grundbedürfnisse wie Essen, Schlafen oder den Gang zur Toilette umgehen. Die Vermeidung entsteht, weil es Anforderungen sind. Nicht weil eine unangenehme Tätigkeit dahintersteckt. Somit wird sich auch zum persönlichen Nachteil widersetzt.

Wann hast du deine Neurodivergenz als solche bemerkt, und wann kam es zu deiner Diagnose?

Die Reise zu mir und meiner eigenen Neurodivergenz hat durch die Diagnostiken meiner Kinder ihren Lauf genommen. Ich habe gemerkt, dass viele Themen, die im Rahmen der Herausforderungen der Kinder in der Diagnostik abgefragt wurden, auch bei mir schon immer eine Rolle gespielt haben, ich mir dessen jedoch aufgrund meines lebenslangen starken Maskings gar nicht bewusst war, weil ich mich, meinen Körper und dessen Bedürfnisse nicht (mehr) gespürt habe. Mit immer mehr Informationen und dem Wissen um die einseitigen Diagnostikstandards, die hoch maskierende Frauen einfach gar nicht mit abbilden, fügten sich dann nach und nach die Puzzleteile ineinander.

Wie erlebst du das PDA-Profil bei dir selbst? Gibt es Unterschiede, wie es sich bei jedem von euch zeigt?

PDA bei Erwachsenen gestaltet sich oft gänzlich anders als bei Kindern. Gerade da erwachsene Menschen kognitiv weiter sind als Kinder. Zur Bewältigung der vielen Fremdbestimmung und Anforderung nutzen die meisten Ausweichmöglichkeiten und Dopamin. So können zum

Beispiel mögliche zukünftige Anforderungen frühzeitig erkannt und erledigt werden, bevor sie tatsächlich zu einer Anforderung werden. Oder Wege werden verbunden, wie zum Beispiel der Toilettendrang, dem nachgegangen wird, wenn sowieso aufgestanden werden muss, weil es an der Tür klingelt.

Ich finde besonders nicht selbst gewählte Termine anstrengend, weil sie mit so enorm vielen Anforderungen verbunden sind. Zu einer bestimmten Zeit an einem bestimmten Ort sein und dann dort zur Verfügung stehen zu müssen, nimmt so viel Autonomie.

Auch bei den Kindern gestaltet es sich unterschiedlich. Bei einem Kind ist das Equalizing, mit dem es versucht, sich Autonomie und Gleichwertigkeit zurückzuholen, um das Nervensystem zu beruhigen, sehr viel stärker ausgeprägt als beim anderen Kind. Auch hat es ein höheres soziales Interesse im Gegensatz zum anderen.

Kannst du ein paar konkrete Merkmale oder Ausschlusskriterien benennen, die unsicheren Eltern eine Orientierung geben können, ob sie bei ihrem Kind in Richtung PDA-Profil weiter forschen sollten?

PDA-Kinder nehmen eine Bedrohung wahr, wann immer sie in ihrem lebensnotwendigen Drang nach Autonomie oder Gleichwertigkeit eingeschränkt werden. Um sich und das eigene Nervensystem zu regulieren, beginnt das Kind mit Equalizing. Das sind reflexartige und automatische Handlungen wie zum Beispiel Befehle, Kontrolle, körperliche oder verbale Aggression, Dinge zerstören, auf etwas klettern und vieles mehr. Gerne lenken die Kinder auch ab oder benutzen Ausreden, wie zum Beispiel, dass sie ein Baby oder Tier sind und deswegen etwas nicht können.

Damit möchte das Kind Autonomie und Gleichwertigkeit zurückerlangen. Aber das sind eben Punkte, die nach außen hin sehr auffällig und belastend für Familien sind.

Für Eltern fühlt sich das so an, als würden sie ständig auf rohen Eiern laufen, um ihr Kind bloß nicht wieder zu provozieren, da kleine Auslöser reichen, damit sie extrem wütend werden. Sie brauchen viel Geduld und ständig neue Strategien, damit alltägliche Dinge wie zum Beispiel Zähne putzen überhaupt möglich werden.

Dazu kommt ein hohes Bedürfnis nach (Co-)Regulation durch ein externes sicheres Nervensystem, was ganz oft die Mutter ist. Das Kind fordert dauerhaft vollständige und ungeteilte Aufmerksamkeit der sicheren Bindungsperson, die dann nichts mehr allein machen darf. Es fühlt sich an, als würde sämtliche Energie des Elternteils an das Kind abgegeben werden und es trotzdem nicht reichen.

Nach außen wirkt es, als würde das Kind den Eltern auf der Nase herumtanzen und wäre bloß schlecht erzogen, gerade wenn es dann auch noch anfängt, Menschen zu kontrollieren und Anweisungen zu verteilen, wer was machen, wo sitzen, was anziehen, wann reden oder wann den Raum betreten oder verlassen darf.

Gleichzeitig haben PDA-Kinder oberflächlich gute soziale Fähigkeiten, sind redegewandt mit einem ausdrucksstarken Wortschatz und Fragen, bei denen sie oft die Antwort gar nicht erst abwarten. Sie sind oberflächlich kontaktfreudig, dabei gesprächig und charmant, haben aber Schwierigkeiten, soziale Hierarchien zu erkennen und zu akzeptieren. Zumal sie sich selbst als Autoritätsperson sehen und anderen sagen, wie sie sich zu verhalten haben, während diese Regeln aber für sie nicht gelten. Dadurch wirken sie oft herrisch dominierend und leugnen Fehlverhalten, auch wenn sie direkt dabei erwischt wurden.

Welche Unterstützung oder Hilfsmittel helfen euch im Alltag? Gibt es bestimmte Ressourcen oder Ansätze, die besonders nützlich sind, und warum?

Oft ist es so, dass gängige Autismus-Tipps wie zum Beispiel strenge Routinen oder visuelle Zeitpläne zu mehr Vermeidung und Eskalation führen, anstatt zu helfen. Das liegt am hohen Anforderungscharakter und dem Verlust von Autonomie, der sich durch diese Tipps ergibt. Auch Erziehung mit Lob, Grenzen, Belohnung und Bestrafung sind oft unwirksam oder führen zur Eskalation, und auch mehr Strenge und Konsequenz lösen eher Bedrohungsreaktionen wie Kampf, Flucht oder Erstarren beziehungsweise Einfrieren aus.

Hilfreich ist es tatsächlich, wenn Eltern zu einem kompletten Wechsel im Denken kommen. Das ist gar nicht so leicht, weil es so ziemlich gegen alles spricht, womit wir aufgewachsen sind, aber ich versichere, dass es sich lohnt.

Kinder im PDA-Profil nutzen gerne vier Säulen der Regulation. Die erste Säule sind Süßigkeiten und Eis, denn über das darüber gesammelte Dopamin können sie sich regulieren. Bei Schokolade wird zusätzlich das Glückshormon Serotonin ausgeschüttet. Einen Kaugummi kauen, einen Lutscher oder ein Eis lutschen, kann zusätzlich orales Stimming sein.

Die zweite Säule sind Medien, mit denen Reize und Emo-

tionen besser verarbeitet können und oft auch das Spezialinteresse angesprochen werden kann.
Die dritte Säule ist Co-Regulation mithilfe eines sicheren externen Nervensystems.
Die vierte Säule betrifft die Stimulation der Sinne und das Sammeln von Dopamin über neue Dinge wie neues Spielzeug oder tolle Ausflüge.
Viele Familien leben nach PANDA (mehr dazu oben im Abschnitt »Kooperation ohne Kämpfe«), um ihre Kinder so gut begleiten zu können, wie es nur geht.
Mir ist es auch wichtig, die Autonomie und Gleichwertigkeit im Alltag zu unterstützen. Das geht über ganz kleine Dinge, wie zum Beispiel das Kind höher sitzen zu lassen (auf einem Schrank oder Sofa, dafür sitzt der Elternteil auf dem Boden), das Kind Dinge zuerst machen zu lassen wie zuerst ans Auto, zuerst die Treppe runter oder als Erste*r das Licht anschalten. Toll regulieren kann das Kind auch, wenn es aktiv mithelfen kann und dabei ernst genommen wird. Sei es beim Kochen, bei der Gartenarbeit oder Ähnlichem.
Durch den Versuch, ein dauerhaft niedriges Erregungsniveau zu erreichen, soll eine deutliche Entspannung in der Familie geschaffen werden, sodass das Kind und auch die Familie gemeinsam (wieder) Fortschritte machen können.

Was kannst du für dich tun, um bei den ganzen Anforderungen durch Mutterschaft, insbesondere in einer neurodivergenten Familie, nicht auszubrennen und dein Nervensystem zu regulieren?

Ich muss tatsächlich sagen, dass die Anforderungen, die von außen an uns herangetragen werden, für mich viel intensiver sind. Innerhalb der Kernfamilie ist das für mich weniger ein Problem, einfach weil es zum einen so ist, wie es ist – radikale Akzeptanz, dass es bei uns anders läuft und die Kinder aufgrund ihrer Behinderungen eben ganz andere Dinge brauchen.

Zum anderen haben wir uns aber auch kleine Inseln geschaffen, die für uns ganz wichtig sind und uns im Alltag regulieren. Für mich sind das zum Beispiel kleine Pausen mit Buch, Serie oder Film – am liebsten zusammen mit meinem Mann, zur Lieblingsmusik singen und tanzen, und ich liebe es, zu zeichnen, Dinge zu gestalten oder DIYs auszuprobieren. Da sind immer wieder auch schon tolle Momente mit der ganzen Familie draus entstanden. Ich nutze viel meine Kopfhörer mit aktiver Geräuschunterdrückung und greife Anforderungen vorweg, das heißt, ich erledige Dinge in der Regel, bevor sie eine Anforderung werden können.

In ihrem Eltern-Ratgeber für neurodivergente Kinder schreibt die Pädagogin Saskia Niechzial: »Verabschieden Sie sich vom Selbstverständlichen!« Würdest du das unterschreiben, und welchen zusätzlichen Rat hättest du für neurodivergente Eltern, besonders Mütter?

Ja, den Satz würde ich tatsächlich so unterschreiben. Was für andere Menschen und Familien selbstverständlich scheint, ist für neurodivergente Familien oft utopisch. Gerade wenn das PDA-Profil eine Rolle spielt. Es braucht ganz andere Voraussetzungen und Anpassungen und oft viele alternative Pläne, auf die innerhalb kürzester Zeit zurückgegriffen werden kann.

Mein Rat an alle Eltern ist deswegen: Hinterfragt und reflektiert alles, was ihr zu wissen glaubt. Arbeitet euer

Leben, eure Kindheit, eure Werte auf. Fragt euch, ob das wirklich eure Werte sind und ob ihr diese Werte als Familienwerte festlegen und weitergeben wollt oder ob es alte Glaubenssätze sind, die euch das Leben schwer machen. Überlegt genau, welche Regeln und Grenzen wirklich wichtig sind und welche Kämpfe sich wirklich lohnen zu kämpfen. Fangt an »outside the box« zu denken, denn das werdet ihr wahrscheinlich (fast) jeden Tag brauchen.
Wenn ihr könnt, schafft euch kleine Auszeiten – bei manchen ist eine kurze Zeit der Fremdbetreuung möglich. Versucht diese dann aber eben auch wirklich als Auszeit zu nutzen und nicht nur so viele offene To-dos in die Zeit zu quetschen wie nur irgend möglich. Ihr braucht für euch und für eure psychische Gesundheit wenigstens kleine Momente, die euch guttun und positiv euren inneren Akku aufladen.
Ganz wichtig sind mir auch intensive tiefe Gespräche und der Austausch mit meinem Mann, ganz gleich ob per Messenger oder als klassischer Brief.
Lebt von Tag zu Tag, freut euch über jede Entwicklung und seit euch bewusst, dass es auch immer wieder Rückschritte geben kann. Entwicklung verläuft nicht linear. Ihr werdet als Familie euren Weg finden und gemeinsam miteinander lernen und wachsen.

Welche Stärken siehst du in dir und deinen Kindern aufgrund des PDA-Profils?

Wir sind durch das PDA-Profil sehr hilfsbereit, kreativ und beharrlich. Wenn wir etwas unbedingt wollen, haben wir ein großes Durchhaltevermögen und arbeiten auf diese Sache hin. Gleichzeitig haben wir einen großen Sinn für

Gerechtigkeit und setzen uns ganz arg dafür ein. Wir unterstützen Menschen und stehen für unsere Liebsten ein. Gerade auch, weil wir wirklich sehr feinfühlig sind. Wir spüren Stimmungen, Sorgen und Emotionen unserer Mitmenschen oft schon bevor sie selbst es richtig spüren. Deswegen sind wir auch sehr dankbar für Menschen, die Bedürfnisse wahrnehmen, verteidigen und entsprechend handeln.

Wir hinterfragen die Sinnhaftigkeit von Systemen, Regeln und Werten und sind auf der Suche nach Gerechtigkeit für alle. Daher bemessen wir Personen nicht nach Rang und Ansehen, sondern nach Ausstrahlung und Handeln.

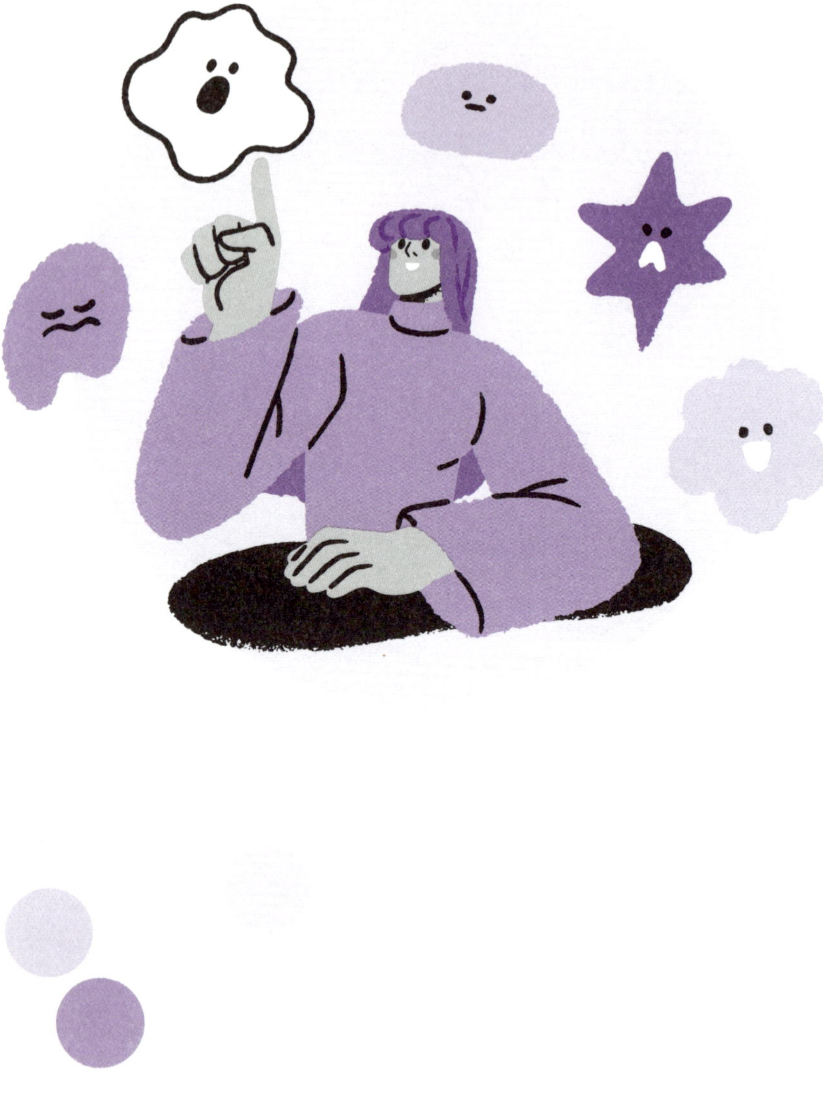

Kapitel 4
Emotionen entwirren – stabil bleiben, wenn alles wackelt

Kindergeburtstag – ein Event, das für viele nach Spaß und Freude klingt, bedeutete für mich jahrelang vor allem eines: Stress pur. Schon im Vorfeld türmte sich der Mental Load: Einladungen verteilen, Aktivitäten planen, Deko besorgen, Geschenkideen koordinieren und Essen vorbereiten. Am Tag selbst kam noch der Emotional Load dazu – das ständige Ausbalancieren zwischen den Bedürfnissen aller und gleichzeitig meine eigenen Grenzen im Blick zu behalten. Während ich Streit schlichtete, Tränen trocknete und für gute Stimmung sorgte, kämpfte ich innerlich mit der Überforderung, den Zeitplan einzuhalten, und vergaß mich dabei völlig. Diese Mischung aus äußerem Chaos und innerer Anspannung bringt mich zu meiner zentralen Herausforderung: die Verbindung zwischen Emotionsregulation, Mutterschaft und ADHS.

Mindestens bis zur Grundschule waren die eigenen Geburtstagsfeiern für meine Kinder ein emotionales Feuerwerk.

Schon kleinste Auslöser reichten aus, um sie aus der Fassung zu bringen – und mich am Ende des Tages gleich mit. Heute betrachte ich solche Situationen mit mehr Verständnis. Damals war ich oft hilflos und genervt, weil ich nicht verstand, warum mein Kind aus jeder Kleinigkeit so ein Drama machte, statt sich einfach zu freuen und das Fest zu genießen. Heute weiß ich: Mein Kind machte kein Drama. Es erlebte eines. Dank der Aufklärungsarbeit von Expert*innen wie Nora Imlau verstehe ich inzwischen, dass die vielen Reize, die Aufregung und der ganze Trubel für ein kindliches Nervensystem schnell zu viel werden.

Ich hatte auch mal versucht, eine zusätzliche Person zu organisieren, damit sich die Aufgaben besser verteilen ließen und immer jemand Zeit fürs Geburtstagskind hatte. Doch wenn ich Pech hatte, wollten meine Kinder alle gleichzeitig nur zu mir – gerne genau dann, wenn ich hinter dem Puppentheater stand und verzweifelt versuchte, die Show am Laufen zu halten. Trotz des ganzen Stresses gab es eine Seite der Feiern, die mir gefiel: die Kreativität. Ich konnte in die Rolle der Entertainerin schlüpfen, etwas, das ich schon als älteste Schwester in meiner Familie immer gern gemacht hatte. Als Jugendliche spielte ich sogar mit dem Gedanken, Lehrerin zu werden. Und heute? Da reicht oft schon ein gewöhnlicher Nachmittag mit den alltäglichen Herausforderungen der Mutterschaft und vier Kindern, um mich völlig auszulaugen.

Wenn ich bei den Kindergeburtstagen meine Bedürfnisse über Stunden konsequent ignorierte und mich an die Grenzen meiner Belastbarkeit brachte, genügte im Anschluss jede Kleinigkeit, um mich zum Explodieren zu bringen – wie ein Topf, der überkocht, sobald der Druck zu groß wird. Ich stampfte wütend auf wie ein kleines Rumpelstilzchen und schrie, dass dies garantiert die letzte Feier war, die wir jemals veranstalten würden. Einmal zerstach ich dabei sogar aus Frust einen Luftballon mit einer Schere, weil er trotz wiederholter Aufforderung immer wieder auf der Küchenarbeitsplatte oder vor meinen Füßen landete – und seine zwei Luftballonfreunde mussten gleich mit dran glauben.

Danach fühlte ich mich total ver-rückt. Wie die schlechteste Mutter der Welt. Ich fragte mich, wie ich lernen kann, die Gefühle meiner Kinder zu begleiten kann, ohne mich selbst dabei völlig zu vernachlässigen.

Co-Regulation? Gerne! Aber wer reguliert eigentlich mich?

Lesezeit: 10 Min.

In meiner Generation haben viele Menschen nicht wirklich gelernt, auf gesunde Weise mit Gefühlen umzugehen. Sprüche wie »Hör auf zu weinen, es ist doch nichts passiert« oder »Stell dich nicht so an, das ist doch nicht schlimm!« waren allgegenwärtig. Ich bemühe mich heute, niemandem seine Gefühle abzusprechen und sie auch nicht mehr in »gut« oder »schlecht« einzuordnen, sondern allen möglichst wertfrei Raum zu geben.

Allerdings fällt mir das besonders bei Trauer, Wut oder Angst ziemlich schwer, da ich von klein auf gelernt habe, diese unerwünschten Gefühle zu unterdrücken oder zu kontrollieren, anstatt zu fühlen. Ich erinnere mich an meinen ersten Liebeskummer: Heulend saß ich in meinem Zimmer und hörte traurige Lieder von Mariah Carey. Meine Mutter riet mir, damit doch aufzuhören und stattdessen etwas Produktives zu machen, zum Beispiel aufzuräumen oder zu lernen. Du ahnst, wie super hilfreich ich das in dem Moment fand ...

Heute weiß ich, dass verdrängte Gefühle gar nicht wirklich verschwinden – sie kommen irgendwann wieder, oft noch intensiver. Ein oft zitierter, dem Schweizer Psychiater Carl Jung zugeschriebener Satz besagt: »What you feel, will heal. What you resist, persists.« Es kommt also weniger darauf an, Gefühle schnell in den Griff zu kriegen, sondern vielmehr darauf, sie zuzulassen und auf gesunde Weise zu regulieren.

Eine Ergänzung ist mir hier jedoch wichtig: Das gilt selbstverständlich nicht unter extremen Belastungen, wie zum Beispiel einem Burn-out, einer postpartalen Depression, traumatischen Erfahrungen oder inmitten einer Trennung. In so einer Situation Müttern »feel it, to heal it« zuzurufen, wäre unklug. In Krisensituationen ist es vollkommen in Ordnung – ja sogar wichtig –, nicht alles zu fühlen. Denn dann brauchst du alle Kapazitäten zum (Über-)Leben, und zwar bis die Umgebung wieder sicherer ist. Solange kannst du deine Gefühle gedanklich in einen Tresor legen und verschließen.

Kinder können ihre Emotionen nicht allein regulieren. Sie benötigen dabei die Hilfe von Erwachsenen, durch sogenannte Co-Regulation. Das bedeutet, dass wir ihnen durch unsere eigene Ruhe, einfühlsame Sprache und Berührungen zeigen, dass sie sicher sind. Im Grunde »leihen« wir ihnen unser reguliertes Nervensystem, bis sie kognitiv und emotional die Fähigkeit entwickelt haben, es selbst zu tun.

Aber was, wenn unser eigenes Nervensystem gerade alles andere als reguliert ist?

Begleiten statt übernehmen – der Umgang mit starken Gefühlen

Eins meiner Kinder hatte mal im Kaufhaus einen Wutanfall, nachdem es vorher alle seine Wünsche erfüllt bekam – bis auf den letzten. Mir fällt es deutlich schwerer, die Wut meiner Kinder auszuhalten als ihre Trauer. Trauer ist weniger konfrontativ und ruft nach Nähe – darauf kann ich leichter eingehen. Wut hingegen überträgt sich schnell auf mich, besonders wenn ich sie als ungerecht empfinde.

Ich wurde also wütend auf mein wütendes (circa siebenjähriges) Kind und warf ihm Undankbarkeit vor. Dann sagte es etwas zu mir, das ich seitdem nicht vergessen kann: »Mama, ich darf wütend sein, wenn ich etwas nicht bekomme. Deshalb musst du es mir doch nicht kaufen. Das ist okay, aber es ist auch okay, dass mir das nicht gefällt und ich mich darüber beschwere.« Wow! Genau so ist es. Ich muss nicht der Bedürfnis-erfüll-Automat meines (größeren) Kindes sein, und mein Kind darf seinen Gefühlen – auch den unbequemen – Raum geben.

In der Theorie klingt das total logisch und einfach. Aber in der Praxis scheitere ich regelmäßig daran, weil ich in diesen Momenten total überfordert bin. Ich kann das unangenehme Gefühl nicht gut aushalten und will es wegmachen – für mein Kind, aber auch für mich.

Vielleicht liegt das daran, dass ich als Kind mit meinen starken Emotionen oft allein gelassen wurde – nicht aus bösem Willen, sondern weil meine Eltern es selbst nicht besser wussten. Dadurch habe ich nicht richtig gelernt, wie Co-Regulation funktioniert und wie man Gefühle integriert, statt sie wegzudrücken. Der britische Psychoanalytiker **Wilfred Bion** hat diesen Prozess mit dem Begriff **Containing** (abgeleitet vom englischen »to contain« = enthalten, auffangen) beschrieben. Dabei nimmt eine Person – oft ein Elternteil, ein*e Therapeut*in oder ein anderer unterstützender Menschen die **chaotischen oder überwältigenden Emotionen einer anderen Person auf, verarbeitet sie und gibt sie in regulierter Form zurück**. Du kannst das auch mit dem Kochen von rohem Gemüse vergleichen: Ein Kind gibt eine harte, schwer verdauliche Karotte (seine Emotion) an seine Bezugsperson. Diese »gart« sie durch ihre eigene Regulation und gibt sie anschließend in einer verdaulichen, magenschonenden Form zurück. Konkret:

1. Ein Kind schreit vor Wut und Verzweiflung, weil es frustriert ist.
2. Ein regulierter Elternteil »fängt« (Containing) die Emotion auf, indem er ruhig bleibt
3. Er benennt die Gefühle (»Du bist richtig wütend, weil du das Spielzeug nicht bekommst«) und beruhigt das Kind.

So lernt das Kind nach und nach, dass Gefühle nicht überwältigend sein müssen, sondern benannt, verstanden und verarbeitet werden können. Dieses Prinzip funktioniert auch bei uns Erwachsenen, wenn uns Gefühle überrollen. In solchen Momenten kann eine vertraute Person oder ein*e Therapeut*in das »Containing« übernehmen und uns helfen, die Gefühle zu regulieren. **Wenn du als Mutter spürst, dass dich die Emotionen deines Kindes mitreißen, ist es wichtig, zuerst dich selbst zu beruhigen. Atme tief durch und erinnere dich daran, dass dein Kind nicht sofort eine Lösung braucht.** Es braucht vor allem deine ruhige Präsenz und das Gefühl von Sicherheit.

Als junge Erwachsene hatte ich halbwegs brauchbare Strategien entwickelt, um mit meinen Emotionen – besonders meiner Wut – so umzugehen, dass es einigermaßen funktionierte.

Meistens lenkte ich mich ab, indem ich mit Freund*innen rausging, mich in Arbeit stürzte oder Sport machte – wofür ich damals ausreichend Raum und Möglichkeiten hatte.

Als Mutter fehlt mir genau das. Plötzlich kann ich nicht einfach raus aus der Situation. In Wut-Momenten bin ich oft blitzschnell in Not, hilflos und impulsiv. Eigentlich bräuchte ich dann selbst jemanden zur Co-Regulation. Mein Verhalten ist ein uralter Schutzmechanismus, den alle Menschen in Gefahrensituationen zeigen: Unser Nervensystem schaltet auf Überlebensmodus und priorisiert schnelle Reaktionen statt bedachter Reflexion.

Mit ADHS gerät das Gehirn oft schneller in diesen Zustand. Da der Reizfilter mehr Sinneseindrücke gleichzeitig durchlässt, reagiert unser Nervensystem empfindlicher auf Stressoren wie beispielsweise Lärm oder Zeitdruck. In Kombination mit hohen (gesellschaftlichen) Erwartungen kann das dazu führen, dass Überforderung zum Alltag wird.

Warum neurodivergente Menschen ihre Bedürfnisse oft übergehen

Ich habe auch bemerkt, dass mir Co-Regulation ziemlich gut gelingt, wenn es um die Kinder meiner Freunde geht. In solchen Momenten fühle ich keinen Druck, keine Verantwortung für das kindliche Benehmen, und es fällt mir deutlich leichter, mich emotional von den Gefühlen des Kindes abzugrenzen, ohne dass sie mich überwältigen oder sprichwörtlich überschwemmen.

Leider hilft mir das im Umgang mit meinen eigenen Kindern nur bedingt weiter – und ich vermute, damit bin ich nicht allein.

Wie gut ich zu Hause reagiere, hängt oft auch von meiner

Tagesform ab – oder besser gesagt davon, wie viel Kapazität ich für meine Selbstkontrolle noch übrig habe. Leider merke ich oft zu spät, dass meine Grenzen längst überschritten waren. Meistens kurz nachdem ich von null auf hundert in den feuerspuckenden Drachenmodus wechsle.

Das über Jahre antrainierte Unterdrücken bestimmter Gefühle oder eigener Bedürfnisse hat dazu geführt, dass ich die körperlichen Warnsignale wie auf stumm geschaltet habe. Was in Ausnahmesituationen hilfreich sein kann, um kurzfristig Höchstleistungen zu erbringen, führt im Alltag häufig zu Problemen. Frühe Hinweise auf Überlastung – wie eine plötzliche innere Unruhe, ein angespannter Kiefer oder eine flache Atmung – bemerke ich oft erst, wenn es zu spät ist oder gar nicht.

Genau hier liegt aber auch das Potenzial zur Lösung: rechtzeitig auf diese feinen physischen Zeichen zu achten. Das funktioniert zum Beispiel mithilfe von *geplanter Achtsamkeit* – also sich bewusst auf den eigenen Körper zu konzentrieren und in regelmäßigen Abständen (je nach Tagesverlauf und Tätigkeit alle 2,5 Stunden oder öfter) auf subtile Anzeichen wie einen erhöhten Herzschlag, Muskelverspannungen oder ein allgemeines Unwohlsein *zu achten*. Das wiederum setzt voraus, dass wir für einen Moment alles andere liegen lassen, also eine *Pause* einlegen.

Durch regelmäßige Wiederholungen, ohne den Druck, schnelle Erfolge zu erwarten – kann die Sensibilität für diese »leisen« Zeichen aufgebaut werden. Mir hat es außerdem geholfen, zu verstehen, warum es besonders vielen neurodivergenten Menschen schwerfällt, ihre Bedürfnisse wahrzunehmen. Sei es,

- weil wir gerade mit etwas anderem beschäftigt sind und dadurch die »Verarbeitungskapazität« des Gehirns belegen.

- weil wir gleichzeitig so viele innere und äußere Reize aufnehmen, dass unser Gehirn Schwierigkeiten mit der Priorisierung hat.
- weil Signale wie Hunger, Temperatur, Schmerz oder Durst oft erst dann »durchdringen«, wenn sie so intensiv werden, dass wir sie nicht mehr ignorieren können (zum Beispiel extremes Hungergefühl statt leichtem Appetit).
- weil wir – besonders als weiblich sozialisierte Personen – früh gelernt haben, unsere Bedürfnisse zu ignorieren oder anzupassen, um gesellschaftlichen Erwartungen zu entsprechen.

Eltern sind von Beginn an darauf fokussiert, die Bedürfnisse ihrer Kinder, vor allem der ganz kleinen, an erste Stelle zu setzen. Sie bemühen sich, diese möglichst schnell und richtig zu beantworten. In der Psychologie wird dieses Verhalten »Feinfühligkeit« oder auch »Sensitivität« genannt. Diese Fähigkeit ist essenziell für den Bindungsaufbau und trägt maßgeblich zur gesunden Entwicklung eines Kindes bei.

Wenn Stress die Feinfühligkeit beeinträchtigt

Gleichzeitig sollten wir uns bewusst sein, dass anhaltender Stress – zum Beispiel durch dauerhaft unerfüllte Bedürfnisse – unsere Feinfühligkeit stark beeinträchtigen kann. Wenn wir zu lange unter hoher Anspannung stehen, bleibt unser Nervensystem im Kampf-oder-Flucht-Modus gefangen. In diesem Zustand geht es nicht mehr um soziale Interaktion oder einfühlsames Reagieren, sondern nur noch ums unmittelbare Überleben. Genau hier liegt die Herausforderung: Wie können wir also feinfühlig bleiben, wenn wir selbst am Limit sind? Wie schaffen wir es, unser Nervensystem aus der Daueralarmbereitschaft zu lösen und wieder in einen Zustand zu kommen, der echte Verbindung möglich macht.

Gerade im Familienalltag, wo ständig verschiedene Bedürfnisse aufeinandertreffen und Stress nicht immer vermeidbar ist, wird dieser Effekt besonders spürbar. Situationen wie die eingangs beschriebenen Kindergeburtstagsfeiern sind für mich ein Paradebeispiel dafür. Vielleicht kennst du das auch: Du regulierst, bespaßt, bewirtest, stellst dich immer wieder hintan und versuchst gleichzeitig die vielen Reize in diesem Zeitraum auszuhalten.

Doch sobald die Gäste weg sind, folgt die emotionale Entladung des aufgebauten Drucks – boom! Hinterher fällt es mir schwer, Verständnis für meine unkontrollierten Ausbrüche aufzubringen, auch wenn ich weiß, dass Selbstmitgefühl ein wesentlicher Schritt wäre, um den Anspannungskreislauf zu unterbrechen. Statt mich endlich zu entlasten, quäle ich mich dann lieber mit Schuldgefühlen.

Schwierigkeiten mit der Regulation von Emotionen gehören nicht zu den offiziellen Diagnosekriterien für ADHS, auch wenn sie für viele eine Herausforderung sind. Der Grund: Sie treten auch bei vielen anderen Störungen auf und sind somit nicht spezifisch genug, um ADHS eindeutig abzugrenzen *(ich verwende hier den Begriff »Störung« als neutralen medizinischen Fachbegriff, nicht als Bewertung)*. Die ADHS-Forschung konzentriert sich vor allem auf sichtbares Verhalten und Denkprozesse. Emotionale Themen kommen dabei grundsätzlich zu kurz, obwohl emotionale Dysregulation seit Jahrzehnten in der Fachliteratur beschrieben wird und das seelische Wohl stark beeinflussen kann. **Der ADHS-Experte und Psychologe Russell Barkley44 betont, dass emotionale Dysregulation eines der Hauptmerkmale von ADHS sei, selbst wenn sie nicht offiziell**

in den Diagnosekriterien auftaucht. Besonders Frauen leiden unter häufigen Stimmungsschwankungen, intensiven Gefühlsreaktionen und starker Impulsivität.[45] Die eigene Gefühlswelt ähnelt einer Achterbahnfahrt, bei der plötzliche Richtungswechsel oder unerwartete Beschleunigungen das innere Gleichgewicht ständig durcheinanderbringen – ein ewiges Auf und Ab.

Warum betrifft emotionale Dysregulation Frauen häufiger?

Die genauen Gründe sind unklar, aber es gibt Hinweise darauf, dass sowohl hormonelle Schwankungen als auch geschlechtsspezifische Sozialisierung eine Rolle spielen könnten. Männer lernen früh, ihre Emotionen weniger offen zu zeigen. Frauen wird zwar zugestanden, emotional zu sein, gleichzeitig werden sie für »Überreaktionen« kritisiert und als weniger rational wahrgenommen. Zusätzlich können hormonelle Schwankungen – wie während des Menstruationszyklus oder in Phasen intensiver Hormonveränderungen wie der Schwangerschaft – die emotionale Regulation beeinflussen.[46]

Mutterschaft kann diese Dynamik zusätzlich verstärken: Die Intensität von Gefühlen und Stimmungsschwankungen nehmen bei vielen Frauen – besonders in den ersten Jahren – dieser Lebensphase häufig zu (siehe Kapitel 2). Dafür gibt es verschiedene Ursachen: hormonelle Schwankungen, neurobiologische Prozesse, die Anpassung an neue psychische und soziale Belastungen sowie der gesellschaftliche Druck, bestimmten Erwartungen zu entsprechen.

Was neurodivergente Mütter entlastet und stärkt

Lesezeit: 14 Min.

Hinzu kommt der »Emotional Load« – das ständige Ausbalancieren von Stimmungen und Gefühlen aller Familienmitglieder, insbesondere der Kinder. Dieses Bereitstellen von emotionaler Sicherheit erfordert enorm viel Kraft, wird jedoch selten wertgeschätzt und lastet in den meisten heterogeschlechtlichen Partnerschaften häufig auf den Schultern der Mütter.

Unsichtbare Arbeit, die erschöpft

Vielleicht hast du das auch schon oft erlebt. Ein Nachmittag auf dem Spielplatz bedeutet nicht nur Spiel und Spaß an der frischen Luft, sondern auch schlichten, Tränen trocknen und Frustrationen beim Warten auf das Freiwerden der einzigen Schaukel weit und breit begleiten. Eine Arbeit, die erschöpft und dabei selten explizit wahrgenommen wird, nicht einmal von uns selbst. **Es hat gedauert, bis ich verstand, dass nicht nur die offensichtlichen Aufgaben mich auslaugten. Auch all die beiläufigen Tätigkeiten, die nicht auf einer To-do-Liste zu finden sind: das Vorausahnen und Abfedern von Frust, die ständige Verantwortung für das emotionale Gleichgewicht der Familie. All das zehrt – still und schleichend.**

Frauen lernen früh, für die Emotionen anderer verantwortlich zu sein. Traditionelle Rollenerwartungen drängen sie in vermittelnde und harmonisierende Rollen – zu Hause, in der Schule und im Freundeskreis. Diese Fähigkeit wird später oft nicht nur vorausgesetzt, sondern stillschweigend eingefordert.

Auch das eigene Bindungsmuster spielt eine Rolle. Unsere sogenannte Bindungsrepräsentation wirkt wie ein innerer Kompass: Es beeinflusst, wie wir auf Gefühle anderer eingehen, unsere eigenen regulieren und Beziehungen gestalten. Diese Muster sind keine Bewertungen, sondern Spuren von ersten Beziehungserfahrungen und vor allem individuelle Strategien, die einmal dabei geholfen haben, herausfordernde Beziehungssituationen zu bewältigen.

Mary Ainsworth, die Pionierin der Bindungsforschung, unterscheidet vier Haupttypen:

- Ein »sicher gebundenes« Kind fühlt sich geborgen und vertraut seinen Mitmenschen sowie darauf, dass seine Bedürfnisse erfüllt werden.
- »Unsicher-vermeidend gebundene« Kinder wirken oft unabhängig – meist, weil sie gelernt haben, dass ihre Signale nicht adäquat beantwortet werden und sie allein zurechtkommen müssen. Doch obwohl sie nach außen hin selbstständig erscheinen, zeigen sie einen erhöhten Cortisolspiegel – ein Zeichen dafür, dass ihre Anpassung mit Stress verbunden ist.
- »Unsicher-ambivalent gebundene« Kinder zeigen widersprüchliches Verhalten, weil die Reaktionen ihrer Bezugspersonen inkonsistent waren – mal einfühlsam, mal abweisend.
- Eine »desorganisierte Bindung« entsteht oft, wenn ein Kind in der frühen Kindheit traumatische Erfahrungen wie Vernachlässigung oder Missbrauch macht.

Bindungstheorie – hilfreich, aber nicht unfehlbar

Die Bindungstheorie nach Bowlby und Ainsworth hat unser Verständnis von Beziehung entscheidend geprägt – und ist bis heute in vielen Bereichen eine wertvolle Orientierung. Doch die damaligen Annahmen sind nicht unumstritten. Viele ihrer Grundlagen stammen aus Studien, die unter Laborbedingungen mit westlich geprägten Mittelstandsfamilien entstanden – meist mit Müttern als alleiniger Bezugsperson im Fokus. Was dabei leicht übersehen wird: Bindungsverhalten entsteht nie im luftleeren Raum. Es wird mitgeformt von Lebensumständen – von Stress, Krankheit, Armut, Bildung und gesellschaftlichen Erwartungen. Wie der Kinderarzt und Autor Herbert Renz-Polster betont, sind viele gängige Bindungsideale an ein sehr bestimmtes Bild von Elternschaft geknüpft: ruhig, konstant, jederzeit verfügbar – aber vor allem: privilegiert.[47]
Gerade für neurodivergente Eltern, Alleinerziehende oder Familien in belastenden Situationen kann dieses Ideal mehr Druck als Orientierung bedeuten. Ein differenzierter Blick auf Bindung heißt deshalb auch: Vielfalt sehen. Kontexte mitdenken. Und das, was oft als Defizit erscheint, als Anpassungsleistung würdigen.

Vereinfacht gesagt, entwickelt sich das Bindungsmuster in den ersten zwei (besonders bindungsrelevanten) Lebensjahren eines Kindes, abhängig davon, wie feinfühlig die primären Bindungspersonen, meist die Eltern, **im Durchschnitt** auf seine Signale reagieren. Feinfühligkeit bedeutet, die Bindungssignale des Kindes wahrzunehmen und richtig zu interpretieren (»Sensitivität«)

sowie prompt und angemessen darauf zu reagieren (»Responsivität«).

Entscheidend ist nicht, immer perfekt zu reagieren, sondern dass das Kind sich auf seine Bindungsperson grundsätzlich verlassen kann. Wenn mal ein Signal übersehen wird, lässt sich das durch liebevolle Zuwendung ausgleichen.

Die Summe dieser Erfahrungen hat dann Einfluss darauf, wie das Kind in Beziehungen geht und später im Erwachsenenalter Beziehungen führt, Emotionen reguliert und in Stresssituationen handelt. Studien zeigen auch, dass Bindung dynamisch ist: Positive Beziehungen, unterstützende und sicher gebundene Partner*innen oder gezielte therapeutische Begleitung können unsichere Muster überlagern – oder sogar zu einer erarbeiteten sicheren Bindung (»earned secure«[48]) führen.

Gleichzeitig ist bekannt, dass ein hohes Stresslevel bei Menschen mit einer erarbeiteten sicheren Bindung dazu führen kann, dass die in der frühen Kindheit erlernten unsicheren Bindungsmuster sich wieder zeigen.

Eltern mit ADHS werden in der Forschung oft unsicheren oder desorganisierten Bindungsrepräsentationen zugeordnet. Das hängt häufig mit ihren Kindheitserfahrungen zusammen, die meist von Unsicherheit oder Überforderung geprägt waren.[49] Es ist jedoch wichtig zu betonen, dass eine unsichere Bindung nicht zwangsläufig die Feinfühligkeit von Eltern beeinträchtigt, selbst bei einer ADHS. Obwohl Impulsivität und Schwierigkeiten in der Emotionsregulation in stressigen Momenten die einfühlsame Reaktion erschweren können, ist Feinfühligkeit kein festgelegtes Persönlichkeitsmerkmal. Sie kann durch verschiedene Strategien wie Psychoedukation (Wissensvermittlung zu psychologischen Grundlagen) und therapeutische Unterstützung gestärkt werden.

ADHS und Bindung: Bin ich feinfühlig genug?

Mit meinem jüngsten Kind habe ich an einer qualitativen Untersuchung für eine Schweizer Fachhochschule teilgenommen. Sie untersuchte den Zusammenhang zwischen der Bindungsrepräsentation und der elterlichen Feinfühligkeit von Eltern mit ADHS, die ein Kind im Alter von 0 bis 15 Monaten haben. Die Forschungsfrage griff eine relevante Sorge von mir auf: Bin ich trotz meiner herausfordernden Kindheit und Jugend sowie meiner Schwierigkeiten mit Emotionsregulation und Aufmerksamkeitslenkung durch die ADHS meinen Kindern gegenüber ausreichend feinfühlig?

Meine Bindungsrepräsentation wurde dabei mit dem AAP (Adult Attachment Projective Picture System)-Test erfasst. Dabei wurden mir bindungsrelevante Bildsituationen gezeigt, zu denen ich Einschätzungen zu Handlung, Emotionen, Gedanken und den möglichen Entwicklungen der Geschichte geben sollte. Mir wurde nicht erklärt, dass der Test meine Bindungsrepräsentation messen sollte – ich dachte, es ginge dabei um meine Empathie oder Kreativität. Ich hatte sogar den Gedanken, dass der Test nur ein Ablenkungsmanöver sei, um zu checken, ob ich nebenbei noch auf mein Kind achte. Über diese Idee muss ich heute ein wenig lachen.

Meine elterliche Feinfühligkeit wurde mithilfe des Infant CARE-Index (ICI) bewertet. Dazu wurde eine Videoaufnahme unseres gemeinsamen Spiels im Nachgang von Fachpersonen analysiert. Gemessen wurde die Qualität unserer Interaktion – also, wie aufmerksam ich war, ob ich angemessen auf Bindungssignale reagierte und wie mein Kind darauf antwortete.

Ein wichtiger Faktor war die sogenannte »dyadische Synchronität« – also, wie gut wir als Team funktionierten. Ein Beispiel:

Mein Kind hebt ein Spielzeug auf, schaut mich an. Ich reagiere mit einem Lächeln oder einer verbalen Bestätigung. Woraufhin mein Kind erneut Blickkontakt sucht, freudig reagiert und das Spiel fortführt.

Treten solche wechselseitigen Interaktionen im Video häufig auf und wirkt die Kommunikation wie ein gut abgestimmter Tanz, wird die Feinfühligkeit auf der Skala entsprechend hoch bewertet. Die Skala bestand aus drei Kategorien: »Adäquater Bereich«, »Interventionsbereich« und »Hochrisikobereich«.

In der Masterarbeit wurde untersucht, ob eine ADHS die elterliche Feinfühligkeit beeinträchtigt und inwiefern das mit dem inneren Bindungsmuster der Eltern zusammenhängt.

Die meisten teilnehmenden Elternteile (mich eingeschlossen) hatten laut AAP-Test unsichere Bindungsmuster – was laut Bindungstheorie auf schwierige, traumatisch belastende oder inkonsistente Kindheitserfahrungen hinweist.

Trotzdem zeigte die Stichprobe auf den Videoaufnahmen fast ausschließlich eine adäquate dyadische Synchronität (also eine angemessene Abstimmung zwischen Elternteil und Kind). Das deutet auf feinfühliges elterliches Verhalten hin. Diese Ergebnisse widersprechen einer anderen Studie[50], die nahelegt, dass Eltern mit ADHS eine geringe elterliche Feinfühligkeit haben.

Schutzfaktoren für feinfühlige Elternschaft trotz ADHS

Eine mögliche Erklärung für diese unerwarteten Ergebnisse könnte an verschiedenen Schutzfaktoren liegen. Besonders erforscht sind:

- Reflexionsfähigkeit – die Fähigkeit, über die eigenen und die kindlichen Emotionen nachzudenken und ein tieferes Verständnis für die Reaktionen und Handlungen zu entwickeln.

- Psychotherapeutische Unterstützung – viele Teilnehmenden hatten bereits Therapieerfahrungen oder arbeiteten in sozialen Berufen, wo Selbstreflexion, Empathie und eine gewisse persönliche Stabilität wichtig sind.

Das Ergebnis des AAP-Tests zeigte bei mir eine unsicher-vermeidende Bindungsrepräsentanz – also ein inneres Arbeitsmodell, das Nähe und Abhängigkeit in Beziehungen zum eigenen Schutz eher meidet. Gleichzeitig wurde meine Feinfühligkeit als ausgesprochen hoch eingestuft wurde – sogar höher als die der einzigen sicher gebundenen Testperson.

Wie kann das sein?

Vielleicht liegt es an meiner intensiven Beschäftigung mit Entwicklungspsychologie und bedürfnisorientierter Erziehung.Denn Bildung, also Wissensaufbau ist ein weiterer wichtiger Schutzfaktor für Feinfühligkeit. Um meine Handlungsoptionen im Alltag zu erweitern und meine Kinder besser zu verstehen, lese oder höre ich regelmäßig viele Erziehungsratgeber. Außerdem denke ich viel über meine Kinder, ihre ganz individuellen Bedürfnisse und Persönlichkeiten nach. Oft bespreche ich meine Überlegungen mit meinem Partner oder engen Vertrauten, um sie zu sortieren und andere Perspektiven zu gewinnen. Ich versuche, hinter das Verhalten meiner Kinder zu blicken, um ihnen besser und schneller helfen zu können. Je häufiger ich das mache, desto mitfühlender kann ich langfristig in herausfordernden Momenten reagieren – auch wenn es mir meistens erst im Nachhinein und in Ruhe wirklich gut gelingt. Trotzdem sammle ich dabei neue Informationen, die mir das Deuten fürs nächste Mal erleichtern können. Wann gelingt es dir, gelassen zu reagieren – und wann würdest du am liebsten auf »Wiederholung« drücken? Indem du herausfindest, welche

Umstände deine Reaktionen beeinflussen, kannst du bewusster gegensteuern.

Praktische Reflexionsfragen:

- Welche äußeren Faktoren (zum Beispiel Stress, Müdigkeit, Reizüberflutung) verstärken deine Impulsivität?
- Gibt es Muster? Reagierst du in bestimmten Situationen oder mit bestimmten Personen anders?
- Was hat dir in stressigen Momenten schon mal geholfen, um dich zu regulieren?

Mit regelmäßiger Selbstreflexion trainierst du deine innere »Kontrollstelle« und entwickelst Wege, die dich deiner gewünschten Reaktion Schritt für Schritt näher bringen – Veränderung wird greifbar.

Gerechtigkeit als innere Motivation

Schon als Kind hatte ich einen krass ausgeprägten Gerechtigkeitssinn, den ich wohl meiner ADHS verdanke.[51] Er treibt mich an, meine Kinder möglichst respektvoll und auf Augenhöhe zu begleiten, statt auf altbekannte autoritäre Methoden zurückzugreifen.

Natürlich gelingt mir das nicht immer, aber ich bemühe mich, nach schwierigen Situationen mit meinen Kindern altersgerecht ins Gespräch zu kommen und wenn nötig, Verletzungen »zu reparieren«. Diese bewusste Wiedergutmachung ist für mich leichter geworden, seit ich akzeptiert habe, dass es schlicht unmöglich ist, immer angemessen zu reagieren. Dadurch setze ich mich selbst weniger unter Druck und kann im Nachgang entspannter reflektieren, Verantwortung übernehmen und unsere

Verbindung wieder stärken. Es ist einfach menschlich, und auch meine Kinder müssen und können sich nicht immer gemäß gesellschaftlichen Erwartungen und Normen verhalten. Wir sind keine Automaten, die stets perfekt abgestimmte Antworten und Verhaltensweisen abliefern. Zudem hat jeder von uns ein individuelles Temperament, das beeinflusst, wie wir auf die Welt und ihre Herausforderungen reagieren. Bei mir zeigt sich das zu Hause oft darin, dass ich laut werde – und meine Kinder wissen das. Durch unsere regelmäßigen Gespräche haben sie früh gelernt, dass mein Brüllen nichts mit ihnen zu tun hat. Das ist wichtig, weil Kinder dazu neigen, sich selbst die Schuld für das Verhalten ihrer Bezugspersonen zu geben.

Es liegt nicht an ihnen, sondern an meinem Tag, meinem überstimulierten Kopf oder dem Gefühl, nicht gesehen und nicht gehört zu werden. Gleichzeitig verstehe ich sehr gut, dass meine Kinder nicht möchten, dass ich so mit ihnen spreche – es fühlt sich für sie bestimmt unangenehm oder sogar verletzend an. Deshalb versuche ich, frühzeitig zu kommunizieren, wenn ich merke, dass ich immer nervöser werde. Manchmal bringt das Verständnis, manchmal wird es ignoriert, und manchmal lassen wir alle mit Ansage mal kurz Dampf ab, werden laut, und dann ist es auch wieder gut. Das Entscheidende ist, dass wir im Austausch bleiben – nicht nur, um Konflikte zu klären, sondern auch, um unser Vertrauen und unsere Verbindung zu stärken.

Kultur, Erziehung und der Druck, immer ruhig zu bleiben

In meinen Augen ist es nicht nur eine Frage des Temperaments, wie sich Gefühle manchmal entladen, sondern auch eine kulturelle Prägung. In manchen Kulturen wird lautes Sprechen als

Norm, in anderen eher als unangemessen oder aggressiv angesehen. Früher fühlte ich mich von Ratgebern unter Druck gesetzt, die mich auf eine »Schimpfdiät« setzen wollten.

Der Versuch, nie laut zu werden oder zu schimpfen, setzte meine Belastbarkeit zunehmend herab. Dadurch wurde ich eher noch schneller laut, fühlte mich danach schlecht und nahm mir noch fester vor, beim nächsten Mal wirklich ruhig zu bleiben. Doch das machte mich nur noch angespannter, und alles begann von vorn. Ein Kreislauf, der sich mit jeder Runde weiter verstärkte.

Heute gehe ich anders damit um: Indem ich meinen Kindern altersgerecht erkläre, was in mir vorgeht, lernen sie nicht nur etwas über mich, sondern auch über sich selbst. Sie sehen, dass auch ich an meine Grenzen stoße und Zeit für mich brauche – weil das einfach menschlich ist.

Das heißt nicht, dass sie deshalb automatisch mehr Rücksicht auf mich nehmen – das erwarte ich auch überhaupt nicht. Aber sie verstehen besser, was in mir vorgeht, und allein das macht schon einen Unterschied. Sie lernen, sich über Gefühle auszutauschen und die Gründe hinter Verhaltensweisen besser zu erkennen. Wenn ich erschöpft oder völlig gestresst bin, habe ich einfach keine Kapazität mehr, impulsiven Reaktionen ein feinfühliges Handeln vorzuziehen. Und ganz ehrlich: **Das Beste und Nachhaltigste, was ich danach tun kann, ist, mir diesen Moment schnell selbst zu verzeihen.** Denn wenn wir uns mit Härte begegnen, fällt es uns auch bei anderen schwerer, nachsichtig zu sein. Ich übe immer wieder, freundlicher mit mir zu sprechen, und merke, wie sich dadurch ganz langsam auch mein Blick auf Missgeschicke anderer verändert, besonders auf meine Kinder. Vielleicht hast du das auch schon mal bemerkt oder möchtest es mal ausprobieren. **Innere Freundlichkeit** ist eine wertvolle Ressource. Und wie jede Ressource ist sie am besten zugänglich, wenn meine eigenen Bedürfnisse ausreichend erfüllt sind. Ist mein Speicher voll, kann ich großzügiger geben – auch Gelassenheit und Nachsicht.

Pausen: Ein Schlüssel zur Selbstregulation

Je mehr echte Pausen ich mir im Laufe des Tages freischaufle und je freundlicher ich mit mir selbst umgehe, desto besser gelingt es mir, auch unter Stress reguliert zu bleiben. Und das liegt natürlich in meiner Verantwortung. Wie Pausen aussehen, ist dabei individuell verschieden (siehe Ramona Vetters Gastbeitrag in Kapitel 3) und lässt sich nicht pauschal festlegen. Ich muss nur bei mir aufpassen, nicht in die Falle zu tappen, Arbeit als Pausen zu tarnen.

Es fällt mir unglaublich schwer, wirklich zu ruhen – schließlich gibt es immer etwas zu tun, und die Aufgaben hören nie auf. Doch genau deshalb sind echte Pausen so wichtig. Sie bedeuten nicht nur körperliche, sondern auch mentale Entlastung, um die Batterien wieder aufzuladen.

Eine meiner größten Hürden war es, überhaupt erst Dinge zu finden, die absolut keine zusätzliche Funktion erfüllen – keine Weiterbildung, kein Orgakram, keine Erledigungen, keine Selbstoptimierung durch Sport, keine Recherche. Einfach nur Dinge, die mir guttun und sonst nichts. Fallen dir spontan solche Dinge ein? So eine Liste kann eine wichtige Ressource sein, um bei Bedarf schnell etwas zu finden, das dir Kraft gibt. Denn wenn dein Alltag jahrelang von To-do-Listen, Care- und Erwerbsarbeit beherrscht wurde, kann es schwer sein, überhaupt herauszufinden, was Freizeit ohne Funktion sein könnte.

Hier ein paar Impulse dafür:

- Überlege, was du als Kind/Jugendliche gerne gemacht hast? Zum Beispiel Ausmalen, Computerspiele, Puzzeln
- Probiere Dinge aus, ohne sie »gut« machen zu müssen. Zum Beispiel: Singe falsch, tanze, auch ohne Rhythmusgefühl.
- Wenn du drei Stunden geschenkt bekommen würdest, was würdest du wählen, wenn es keinen Zweck erfüllen soll und nicht aus Pflichtgefühl gemacht wird?
- Was machst du manchmal länger als geplant, einfach weil es Spaß macht?

An dieser Stelle wird oft noch empfohlen, einfach mal nichts zu tun – die Wand anzustarren oder ins Leere zu schauen. Das funktioniert bei mir allerdings überhaupt nicht. Langeweile fördert bei mir keine Kreativität, sie macht mich wütend.

Mein Gehirn sucht ständig nach Stimulation, und wenn diese fehlt, steigt in mir brodelnde Unruhe auf. Nichtstun fühlt sich wie eine Strafe an und nicht wie Erholung. Das endlich zu erkennen und anzunehmen, war ein Gamechanger. Neurowissenschaftliche Studien deuten darauf hin, dass Langeweile bei Menschen mit ADHS die Aktivität in den Hirnregionen erhöhen kann, die für die Verarbeitung von Schmerz zuständig sind – sich also wie Schmerz anfühlen können.[52] Erholung sieht nicht für alle Menschen gleich aus. Ich brauche dafür zumindest Musik auf den Ohren, Bewegung oder irgendeine Form von Aktivität – aber bitte keine weiße Wand. Geht es dir ähnlich?

Wenn es dir schwerfällt, etwas nicht Produktives oder nicht Nützliches zu finden, das dir einfach nur Spaß macht, können die Impulse von oben besonders wertvoll für dich sein. Lerne dich kennen und sei neugierig, was du findest.

Diese Einsichten haben mir geholfen, mit mehr Selbstmitgefühl auf mein eigenes Verhalten zu blicken – und genau hier knüpfen auch die Forschungsergebnisse der Masterarbeit an.

Die Ergebnisse aus der Studie machen Mut, liefern wertvolle Impulse und Zuversicht. Sie zeigen, dass elterliche Feinfühligkeit nicht allein von den eigenen Bindungserfahrungen abhängt. Zwar prägen uns frühere Bindungsmuster (»Bindungsrepräsentanz«) über das Leben hinweg, doch sie können sich durch neue Erfahrungen weiterentwickeln und verändern.

Auch ADHS schränkt die elterliche Sensitivität (Wahrnehmung und richtige Interpretation) nicht automatisch ein. Eltern können ihre Feinfühligkeit aktiv stärken – durch Reflexion, Wissen oder therapeutische Unterstützung – und sogar eine hohe Sensitivität erreichen.

Weitere Schutzfaktoren wie Achtsamkeit oder der Austausch mit anderen Eltern, insbesondere neurodivergenten Eltern, sind noch nicht ausreichend erforscht. Doch aus eigener Erfahrung kann ich diese Ansätze wärmstens empfehlen.

Schwierigkeiten mit Ablehnung – Rejection Sensitive Dysphoria (RSD)

Lesezeit: 8 Min.

Ich kann nicht über emotionale Dysregulation schreiben, ohne ein eng verwandtes Thema anzusprechen, das für mich persönlich von großer Bedeutung ist: Rejection Sensitive Dysphoria (RSD) – die ausgeprägte Angst vor tatsächlicher oder wahrgenommener Kritik, Zurückweisung oder Versagen. Diese Angst spielt besonders für neurodivergente Mütter eine große Rolle, da sie in ihrem Alltag oft mit hohen sozialen Erwartungen konfrontiert sind – etwa, möglichst geduldig mit ihren Kindern umzugehen, den Haushalt perfekt zu organisieren oder in sozialen Situationen präsent und engagiert zu sein. Gleichzeitig werden Mütter, insbesondere wenn ihre Kinder auffällig oder »unangepasst« handeln, schnell kritisch beobachtet und bewertet, sei es auf dem Spielplatz, im Supermarkt oder bei familiären Treffen.

Diese ständige soziale Kontrolle kann den inneren Druck und die damit verbundenen Ängste erheblich verstärken. Dabei geht es nicht unbedingt um echte Kritik, sondern um die eigene Wahrnehmung, schon harmlose Situationen als Zurückweisung oder Ausgrenzung zu interpretieren und extrem emotional darauf zu reagieren. **Es ist wie ein eingebauter Verstärker für Kritikempfindlichkeit, der bei der kleinsten Unstimmigkeit auf volle Lautstärke dreht.**

Ein Begriff ohne wissenschaftliche Grundlage – aber mit spürbarer Realität

RSD ist kein offiziell anerkanntes Diagnosekriterium und gehört auch nicht zu den medizinisch definierten Merkmalen von ADHS. Der Begriff ist bisher auch nicht eindeutig definiert oder wissenschaftlich fundiert. Die meisten Veröffentlichungen dazu basieren auf persönlichen Erfahrungen und beziehen sich oft auf die Arbeiten von Dr. William Dodson, ein Facharzt für Psychiatrie, der sich seit über 20 Jahren auf ADHS spezialisiert und diesen Begriff als ADHS-typisches Merkmal etabliert hat. Momentan gilt RSD in der Forschung als eine Art empirische Leerformel, weil es bisher keinen klaren Nachweis gibt, dass es ein eigenes Phänomen ist.[53]

Im Gegensatz dazu ist das Konzept der Zurückweisungsempfindlichkeit (Rejection Sensitivity, RS) bereits wissenschaftlich untersucht. Die Psychologin Geraldine Downey definiert RS als *Angst vor Zurückweisung und die emotionale Reaktion darauf.*[54] Später wurde das Konzept von Kathy R. Berenson weiterentwickelt. RS kann mit ADHS einhergehen, ist jedoch nicht darauf beschränkt und kann auch im Zusammenhang mit anderen psychischen Störungen wie zum Beispiel Borderline-Persönlichkeitsstörung oder Depression auftreten. Mithilfe standardisierter Messinstrumente wie dem Rejection Sensitivity Questionnaire (RSQ)[55] lässt sich diese Empfindlichkeit präzise erfassen.

Warum RSD für uns trotzdem relevant ist

Unabhängig vom aktuellen Forschungsstand wird in der neurodivergenten Community, besonders im Zusammenhang mit ADHS oder Autismus, häufig berichtet, dass RSD eine spürbare und belastende Herausforderung im Alltag darstellt. Auch wenn der Begriff RSD noch keine umfassende wissenschaftliche Grundlage hat, sind die damit verbundenen Gefühle real – und verdienen es, ernst genommen zu werden. Für neurodivergente Mütter kann sich das beispielsweise darin zeigen, dass ein scheinbar harmloser Kommentar über das Verhalten ihres Kindes als persönliche Kritik empfunden wird. Hast du das auch schon mal erlebt, dass so eine Situation über Stunden oder sogar Tage hinweg nachwirken kann und das eigene Selbstwertgefühl nachhaltig beeinträchtigt?

RSD äußert sich meist in intensiven Gefühlen wie Scham, Wut und Wertlosigkeit, begleitet von körperlichen Beschwerden wie Herzrasen, Magenschmerzen oder einer überwältigenden Anspannung. Manche erleben RSD nach innen gerichtet – als tiefe Selbstzweifel und Grübeleien. Andere zeigen es nach außen, mit impulsiven, oft (zu) starken emotionalen Ausbrüchen. Studien[56] deuten darauf hin, dass die emotionale Dysregulation, die bei ADHS häufig vorkommt, diese Empfindlichkeit zusätzlich verstärkt beziehungsweise zu extremeren Reaktionen führen kann. Und mal ehrlich, das ergibt schon Sinn: Wer in seiner Vergangenheit häufig mit Kritik oder Zurückweisung zu kämpfen hatte und gleichzeitig dazu neigt, emotional intensiver zu reagieren, entwickelt zum Schutz ein hyperaktives Alarmsystem, das bereits auf jede potenzielle Gefahr ausschlägt.

Eine ADHS-Coachin für Frauen hat eine treffende Metapher zu RSD gefunden. Es zeigt eine Mücke, deren Schatten die Form und Größe eines Elefanten hat. Dazu stand: »Eine Situation, welche bei einem neurotypischen Menschen den emotionalen Schmerz eines Mückenstichs auslöst, kann sich für einen Menschen mit ADHS so anfühlen, als würde ihm gerade ein Elefant auf den Fuß treten.«

Normalerweise hilft eine funktionierende Emotionsregulation dabei, Gefühle wie Ärger, Frust oder Traurigkeit zu erkennen, einzuordnen und zu verarbeitet, ohne dass sie den Alltag zu stark beherrschen. Wenn wir beim Insektenstich-Beispiel bleiben, könnte man Emotionsregulation mit einer Art »emotionalem Insektenstift« vergleichen: Sie hilft uns, das Erlebte schnell zu verarbeiten, sodass es uns schon bald nicht mehr »juckt«.[57]

Mögliche Ursachen und Folgen von RS und RSD

Die tatsächlichen Ursachen von RS sind noch nicht eindeutig geklärt, aber es gibt verschiedene Hypothesen: Unsichere Bindungserfahrungen[58] könnten dazu beitragen, einen niedrigen Selbstwert zu begünstigen, der sich durch wiederholte Zurechtweisungen in der Vergangenheit weiter verstärken kann.[59] Auch genetische und neurologische Faktoren, die die Emotionsregulation – besonders im Zusammenhang mit ADHS – beeinflussen, werden diskutiert.[60]

Ich komme extrem schlecht mit dem Gefühl von Ablehnung klar – so sehr, dass es bei mir körperliche Schmerzen verursachen kann. Zuerst spüre ich es im Magen: ein unangenehm warmes Gefühl, fast wie nach einem Schlag. Wenn ich an Situationen denke, in denen ich kritisiert wurde, wird mir leicht flau und heiß vor Scham. Schon als Kind habe ich in solchen Momenten glühende Wangen bekommen und ein starkes Gefühl in der Blase verspürt, als müsste ich mir gleich in die Hose machen.

Meine Empfindlichkeit ist sogar so ausgeprägt, dass es manchmal schon reicht, wenn jemand meine Begeisterung für einen Film nicht teilt und sagt, er sei schlecht. Allein diese Aussage kann in mir typische RSD-Gefühle auslösen: Mein Herz schlägt schneller, und ich bereue augenblicklich, dass ich überhaupt etwas gesagt habe. In solchen Momenten wünsche ich mir, die Zeit zurückdrehen zu können, und grüble auch noch später, wie die andere Person jetzt wohl über mich denkt.

Um anderen diese qualvollen Gefühle zu ersparen, versuche ich, niemanden wissentlich in eine ähnliche Situation zu bringen. Das heißt, ich liebe offiziell alle Filme und jedes Musikgenre. Nehmt mich ruhig mit auf jedes Hip-Hop-Festival, Rockkonzert oder in den Schlagergarten – ich werde mich wie ein Chamäleon an die Umgebung anpassen und performen. Besonders, wenn ich mir noch unsicher bin, ob ihr mich bereits wirklich mögt. In engen Freundschaften gehe ich etwas mehr Risiko ein, aber auch da kann ein RSD-Moment entstehen.

Leider kann ich Situationen der Kritik auch nur schwer vergessen, zumindest im Vergleich zu neurotypischen Menschen in meinem Umfeld. Das bedeutet nicht, dass ich nachtragend bin. Ich vergebe meist sehr schnell, als würde sich plötzlich ein Schalter umlegen, und wir sind wieder cool. Aber die Erinnerungen an Zurückweisung bleiben und kommen regelmäßig wieder hoch. Manchmal spüre ich auch erst das körperliche Unwohlsein, bevor mir einfällt, welcher RSD-Moment es ausgelöst hat. Passiert dir das auch manchmal?

Zurückweisungsempfindlichkeit kann dazu führen, dass Menschen ihre eigenen Bedürfnisse zurückstellen und sich anpassen (People Pleasing), um die Anerkennung anderer zu erhalten. Das führt häufig dazu, dass sie sich selbst vernachlässigen und alles dafür tun, um es anderen recht zu machen (siehe auch Kapitel 2, das Thema Masking). Auch das Meiden von sozialen Situationen, um Ausgrenzung und Kritik zu entgehen, kann eine Folge der RSD sein.

In Partnerschaften führt RSD oft zu unverhältnismäßig heftigen Reaktionen auf Aussagen oder Verhaltensweisen, was die Beziehung zusätzlich belastet. Zum Beispiel wenn der Partner eine wichtige Sache von der Einkaufsliste vergisst und das dann als mangelnde Wertschätzung interpretiert wird. Der emotionale Schmerz schießt hoch – und PENG! Das ist nicht nur für die Person mit RSD anstrengend, sondern auch für das Umfeld, das die starke Reaktion möglicherweise überhaupt nicht nachvollziehen kann.

Bevor ich von RSD hörte, war ich sicher, dass jeder Kritik so empfindet wie ich. Erst durch meine Recherchen zu ADHS begann ich, meine Wahrnehmung zu hinterfragen. Neugierig fragte ich meinen Mann, ob er auch tagelang über einen negativen Kommentar eines Airbnb-Hosts zu unserem Aufenthalt nachdenken würde oder sogar jetzt noch, wenn er Bilder aus dem Urlaub sehe. Seine Antwort: »Am Tag selbst vielleicht, aber danach denke ich da gar nicht mehr dran.« Dieser Moment war ein Augenöffner für mich, und mir wurde klar, dass ich anders reagiere – intensiver, lang anhaltender und oft auch körperlich spürbar. Mein Gehirn verarbeitet Zurückweisungen nicht wie andere Menschen.

Meine RSD ist ein ständiger Begleiter, der sich in vielen Momenten meines Lebens bemerkbar macht. Als Mutter spüre ich sie sogar intensiver, weil ich nicht nur für mich selbst, sondern auch für meine Kinder diese extreme Sensibilität empfinde. Vermeintliche Kritik an meinem Kind fühlt sich an, als wäre sie direkt gegen mich gerichtet – als hätte ich versagt. Deshalb wollte ich früher, dass meine Kinder überall gut ankommen: freundlich teilen, empathisch sind und möglichst Everybody's Darling werden.

Bei Treffen mit Freund*innen konzentrierte ich mich oft so sehr darauf, wie sich meine Kinder verhielten und wie sie auf andere wirkten, dass ich kaum noch richtig anwesend war. Nach solchen Treffen war ich völlig ausgelaugt, erschöpft von der ständigen Anspannung und Kontrolle. Und meine Kinder? Die waren natürlich total frustriert von meinen ständigen Ermahnungen – denn wie sollten sie sich entspannt fühlen, wenn ich selbst sie ständig unter Spannung setzte?

Das hat sich zum Glück gebessert, als ich anfing, mehr über kindliche Entwicklung und Verhalten zu lernen. Besonders hilfreich fand ich damals Bücher wie *Kinder verstehen* von Herbert Renz-Polster oder *Das gewünschteste Wunschkind – Der entspannte Weg durch Trotzphasen* von Katja Seide und Danielle Graf sowie die Ratgeber von Jesper Juul, die mir halfen, realistischere Erwartungen an meine Kinder zu haben und ihr Verhalten besser nachzuvollziehen.

Außerdem begriff ich mit der Zeit, dass meine Kinder nicht

ich sind, sondern eigenständige Menschen. Lange habe ich meinen Einfluss auf ihr Verhalten oder ihre Persönlichkeitsmerkmale völlig überschätzt. Durch diese Erkenntnis konnte ich ihre Eigenheiten etwas besser annehmen und mich mehr davon befreien, ihr Verhalten – ob negativ oder positiv – stets als ein Spiegel meiner Kompetenzen als Mutter zu verstehen.

Was kann helfen, mit den Herausforderungen der Zurückweisungsempfindlichkeit zurechtzukommen?

Lesezeit: 8 Min.

Der erste Schritt ist, sich über RSD zu informieren, um die eigenen Reaktionen bewusster wahrzunehmen und zu verstehen. Was war dein letzter RSD-Moment? War die Zurückweisung objektiv als Kritik erkennbar oder nur subjektiv, und was hat dir persönlich geholfen, das ungute Gefühl wieder loszuwerden? Gibt es vielleicht einen Zusammenhang mit deinem Zyklus? Ich merke zum Beispiel, dass ich gegen Ende meines Zyklusses viel empfindlicher auf vermeintliche Kritik reagiere. Ein kurzer Blick in meinen Zykluskalender hilft mir dann oft, mein Gefühl besser einzuordnen. Vor allem, wenn ich vermehrt denke, dass ich nichts gut kann oder alle anderen mich ablehnen.

Strategie 1: Wahrnehmung überprüfen – Realität versus Interpretation

Eine Psychotherapeutin empfahl mir, meine **RSD-Wahrnehmung** regelmäßig durch Rückfragen an mein Gegenüber **validieren** zu lassen. Also die andere Person direkt zu fragen, ob das Gesagte von mir richtig verstanden wurde. Das ist selbstverständlich erst mal gar nicht so einfach und auch nur möglich bei Menschen, denen man ausreichend vertraut, dass sie einen hinterher nicht für überempfindlich halten oder – noch schlimmer – ablehnen. Je häufiger wir jedoch unsere subjektive Wahrnehmung überprüfen lassen, umso eher kann das unnötige Gedankenkarussell aufhören, und umso treffsicherer wird auch unser Bauchgefühl. Wir bekommen also durch die Erfahrung eine etwas realistischere innere Stimme. Ich finde das in der Theorie super – aber in der Praxis fällt es mir extrem schwer. Selbst wenn ich die Rückfrage fünfmal im Kopf durchgehe, kriege ich meinen Mund nicht auf, weil meine Angst vor der Reaktion zu groß ist. Ich kann dir aber Mut machen, wenn ich mich dann mal traue, mache ich bisher nur positive Erfahrungen. Es ist ein Prozess – und Übung hilft.

Strategie 2: Selbstwert stärken – 30 Tage, 3 Erfolge pro Tag

Eine weitere Übung zahlt darauf ein, unseren Selbstwert zu stärken, um so einen Einfluss darauf zu nehmen, wie schnell wir die Zurückweisungsempfindsamkeit fühlen. Dazu wird empfohlen, eine gewisse Zeit lang (circa 30 Tage) jeden Abend oder gerne auch Mittag, was immer dir am besten passt, **drei Dinge** aufzuschreiben, **die man gut gemacht hat**. Das können wirklich sehr banale Sachen sein, wie »Ich habe mein Kind geduldig selbst seine Schuhe anziehen lassen, obwohl ich wieder viel zu spät dran war« oder größere Sachen wie »Ich habe mich getraut, den unfreundlichen Verkäufer auf sein Verhalten anzusprechen«. Diese Übung hilft bereits nach kurzer Zeit, deine Selbstwahrnehmung positiv zu beeinflussen. Dein Gehirn beginnt dann automatisch, nach »guten Taten« zu scannen. Dadurch erkennst du sie bereits im Laufe des Tages und nicht erst rückblickend. Und bitte kein Druck! Du musst das jetzt nicht für immer so machen. Teste es mal und zieh es später bei Bedarf wieder aus deiner »Toolkiste«.

Strategie 3: HALT – die Methode für emotionale Stabilität

Ein bewährtes Instrument aus der Psychotherapie und Suchtprävention heißt HALT.[61] Es hilft, regelmäßig innezuhalten (oder »Halt!« zu sagen) und zu überprüfen, ob bestimmte körperliche oder emotionale Zustände gerade unser Erleben negativ beeinflussen. Hinter diesen Zuständen verbergen sich oft übergangene Bedürfnisse, die unsere Reaktionen verstärken können.

Die vier Buchstaben des Akronyms stehen für vier Kategorien:

- **h**ungry (hungrig),
- **a**ngry (wütend),
- **l**onely (einsam) und
- **t**ired (müde).

Wenn du dich zum Beispiel besonders anfällig für Kritik fühlst, kannst du durch diesen Check-in feststellen, ob deine Reaktion gerade verstärkt wird. Indem du erkennst, welches Bedürfnis unerfüllt ist, kannst du gezielt gegensteuern.

- Bist du angespannt, weil du zu lange wach geblieben und müde bist? Vielleicht hilft eine Pause, ein Powernap oder zumindest kurz Ruhe von Reizen (Kopfhörer, Augen zu).
- Wann hast du das letzte Mal gegessen? Bräuchtest du einen Snack, weil du eine Mahlzeit ausgelassen hast?
- Bist du wütend? Wut kommt nicht grundlos. Sie zeigt an, dass ein Bedürfnis übersehen wurde, zum Beispiel das nach Gerechtigkeit, Selbstwirksamkeit oder schlicht nach einer Pause. Vielleicht hilft Bewegung/Sport, ein offenes Gespräch, oder du schreibst deine Gedanken einfach mal runter.
- Fühlst du dich einsam? Möglicherweise brauchst du Kontakt zu lieben Menschen?

Solche wiederholten Selbstchecks können deine Fähigkeit zur Emotionsregulation deutlich verbessern. Sie unterstützen gerade in stressigen Phasen, gesunde Bewältigungsstrategien beizubehalten und nicht in alte, ungewollte Reaktionsmuster zu verfallen. Wir können die Methode auch für uns etwas anpassen, um noch mehr von ihr zu profitieren. Zum Beispiel fände ich es nützlich, ein S für »Sensory Check« anzuhängen, also abzufragen, ob die aktuelle Umgebung sensorisch (Temperatur, Geruch, Geräuschpegel) angenehm oder belastend ist.

Wie oft du diese Überprüfungen durchführst, entscheidest du selbst. Wenn du die typischen Auslöser für Unwohlsein immer wieder im Blick behältst, kannst du auch früher erkennen, wann sich deine Anfälligkeit für ungewollte impulsive Reaktionen wie übermäßiger Medienkonsum, Spontankäufe, ungesundes Essverhalten oder Substanzkonsum erhöht. Sicherlich haben wir nicht immer Einfluss auf unsere Umgebung und können unsere Bedürfnisse auch nicht immer zeitnah erfüllen. Durch den Check wissen wir aber zumindest, ob und was uns fehlt, und werden nicht plötzlich von unseren Emotionen überrollt. Das ist bereits ein wichtiger erster Schritt, um bewusster mit ihnen umzugehen und langfristig mehr innere Stabilität zu gewinnen.

Im besten Fall gelingt es uns dadurch, unsere Grundbedürfnisse irgendwann automatisch wahrzunehmen. Als Mütter haben wir diese Punkte für unsere Kinder meistens eh ständig auf dem Schirm, warum dann nicht gleich auch uns selbst in den Check miteinbeziehen. Allerdings reicht die Methode allein vermutlich nicht aus, um die komplexen und tiefgreifenden emotionalen Herausforderungen neurodivergenter Menschen – wie etwa RSD oder einen Meltdown – stets zu verhindern. Sie kann als ein unterstützendes Werkzeug gesehen werden, das mit anderen Bewältigungsmechanismen kombiniert werden kann.

Strategie 4:
Emotionstheater – Gefühle mit Distanz betrachten

Eine weitere, kreative Methode, um mit intensiven Emotionen umzugehen, könnte das **Emotionstheater** sein. So funktioniert's: Emotionen treten als Schauspieler auf deiner geistigen Bühne auf.

Stell dir nach einem RSD-Moment die anwesenden Gefühle auf einer imaginären Bühne vor. Jede Emotion hat eine Rolle, aber du entscheidest, wer sprechen darf und wie lange.

So funktioniert's:

1. **Gib deiner Emotion einen Namen und eine Rolle:**
   Beispiel: *»Hier kommt mal wieder Frau Abgelehnt. Sie trägt einen zu engen Blazer und redet viel zu laut.«*
   → Das hilft, Distanz zu schaffen und die Emotion weniger überwältigend wirken zu lassen.

2. **Lass die Emotion ihre Szene spielen:**
   Setze dich bewusst hin und sage: *»Okay, Frau Abgelehnt, Bühne frei. Was willst du mir zeigen?«*
   → Beobachte, was hochkommt, ohne dich reinzusteigern. Wenn du magst, mache dir davon Notizen.

3. **Danke schön und Abgang:**
   Sobald die Emotion ihren »Auftritt« hatte, verabschiede sie: *»Danke, Frau Abgelehnt. Ich sehe deine Intention und habe dich verstanden.«*

Warum das funktioniert? Weil es hilft, Emotionen mit Abstand zu betrachten. Durch diese kreative Trennung des wahrgenommenen Gefühls von dir selbst kannst du deine Emotionen aus der Beobachterrolle betrachten, anstatt dich von ihnen überwältigen zu lassen. Statt »ich bin wütend« entsteht »ich fühle Wut«, und damit lässt sich viel besser arbeiten. Außerdem kann Humor helfen, dass deine Emotionen etwas an Macht verlieren. Tatsächlich haben alle unsere Emotionen eine wichtige Funktion, sie wollen uns auf etwas aufmerksam machen. Sei also neugierig, was dahintersteckt, und hole dir die Kontrolle zurück.

Strategie 5: Körpertherapie – RSD im Körper wahrnehmen und lösen

Ein weiteres Tool könnte auch **Körpertherapie** sein, um einerseits zu lernen, seine Grenzen besser wahrzunehmen, und andererseits die körperlichen Reaktionen besser zu kontrollieren. Interessanterweise reagiert der Körper nämlich manchmal anders, als es der Kopf erwarten würde. Wir denken zum Beispiel, dass eine bestimmte Berührung in Ordnung ist, doch wenn sie tatsächlich passiert, reagiert der Körper nicht wie erwartet. Es kann unglaublich hilfreich sein, bewusster darauf zu achten, wo und wie Emotionen im Körper spürbar sind. Weißt du spontan, wo du Wut im Körper wahrnimmst? Ist es ein warmes Pochen in der Brust oder eher ein Stechen im Magen? Spürst du es in den Fäusten oder an fest zusammengebissenen Zähnen? Sich selbst wieder aufmerksamer zu spüren, ist allein schon wertvoll – besonders, wenn jahrzehntelanges Masking dazu geführt hat, dass wir unsere eigenen Bedürfnisse kaum noch wahrnehmen und unsere Körpersignale auf stumm geschaltet wurden.

Es gibt keine Strategie, mit der RSD verschwinden wird, aber hoffentlich kannst du mit den Optionen aus diesem Kapitel die Intensität verringern und lernen, langfristig besser damit umzugehen. Wichtig ist, dass du weißt: Deine Empfindungen sind real, selbst wenn sie vielleicht nicht rational begründet sind. Du übertreibst nicht – deine Gefühle verdienen es, ernst genommen zu werden. Das Gute ist, dass wir nicht unsere Emotionen sind. Wir erleben sie für eine gewisse Zeit, können sie hinterfragen und sogar an ihnen wachsen. Doch sie definieren uns nicht – **wir sind mehr als das, was wir fühlen**.

RSD in Alltagssituationen – schlagfertige Antworten auf verletzende Sprüche

In unserem Alltag begegnen uns immer wieder Fragen oder Kommentare, die *ganz sicher nicht böse gemeint sind* – und trotzdem direkt ins Mark treffen. Besonders in Verbindung mit

Rejection Sensitive Dysphoria (RSD) können solche Bemerkungen emotional ins Wanken bringen. Damit du in solchen Momenten nicht sprachlos bleibst so wie ich, habe ich einige der häufigsten gesammelt – samt Antworten, die dir ein bisschen Halt geben, wenn Worte mal wieder tiefer treffen, als sie sollten.

»Ah, das habe ich auch ab und zu, aber ich habe sicher kein (ADHS, ASS …).«

- »Ja? Bist du dir da wirklich sicher? Vielleicht kannst du das ja noch mal genauer überprüfen.«
- »Das ist wie bei einer Blasenentzündung: Wenn du ab und zu pinkeln musst, würdest du dann auch sagen, dass du eine hast?«

»Liegt das nicht vielleicht an der heutigen Zeit mit der ständigen Ablenkbarkeit durch digitale Medien, Social Media etc.?«

- »ADHS ist eine neurobiologische Variante und keine Erfindung der Neuzeit. Die größte Rolle – mit bis zu 80 Prozent – spielen genetische Faktoren. Weitere Risikofaktoren können beispielsweise pränatale Belastungen (wie Rauchen oder Alkohol in der Schwangerschaft) sowie psychosoziale und umweltbedingte Einflüsse in der frühen Kindheit sein.«
- »Ja, die ständige Reizüberflutung kann vieles anstrengender machen – aber kein ADHS verursachen. Das Überangebot und die permanente Verfügbarkeit von Informationen können Konzentrationsprobleme verschärfen, aber eine echte ADHS muss bereits in der Kindheit vorhanden sein und entsteht nicht durch zu viel Bildschirmzeit.«

»Es gibt Studien, dass Zuckerkonsum für Hyperaktivität verantwortlich ist.«

- »Wurden denn in diesen Studien explizit neurodivergente Kinder/Erwachsene betrachtet, oder wurde das nicht unterschieden?« (Klassiker: Korrelation ≠ Kausalität. Nur weil zwei Dinge gleichzeitig auftreten, heißt das noch lange nicht, dass eines das andere verursacht)

*»XY-BullS***« (jeglicher unmöglicher Quatsch)*

- »Entschuldige, was hast du gesagt?« (Lass sie den Unsinn noch mal durchdenken – vielleicht kommt ja was Besseres raus.)

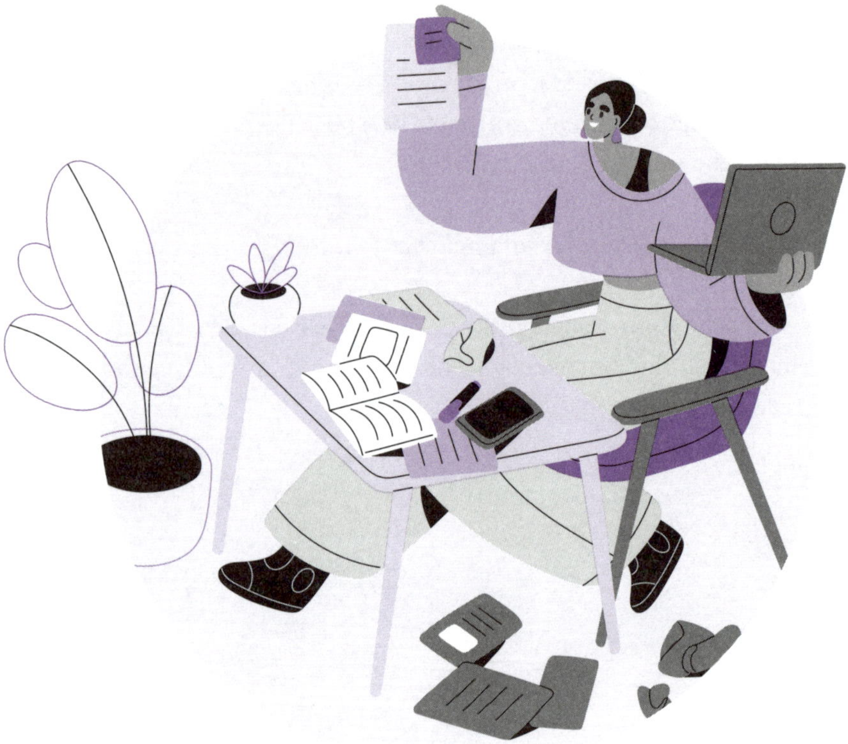

Kapitel 5

Vergessen, verzetteln, verzweifeln? Wie dein Gehirn funktioniert (und was ihm hilft)

»Hey, ich bin in vier Minuten vor unserer Haustür. Kannst du mir bitte das Buch runterwerfen, das ich extra so platziert habe, dass ich es beim Rausgehen auf keinen Fall vergesse?« Solche oder ähnliche Sprachnachrichten schicke ich meinem Mann mehrmals die Woche.

Neurodivergente Menschen, insbesondere Menschen mit ADHS, berichten häufig von Gedächtnisschwierigkeiten. Ihr Alltag ist oft geprägt vom Suchen oder Zurückholen vergessener Gegenstände. Als Ursache werden Auffälligkeiten in der Größe und Aktivität bestimmter Hirnregionen und Netzwerke genannt, die bei Menschen mit ADHS jedoch unterschiedlich stark auftreten können.[62] Diese Ausprägungen gehören zur natürlichen Vielfalt menschlicher Wahrnehmungen. In einem Umfeld, das vor allem neurotypische Verhaltensweisen erwartet, können sie allerdings dazu führen, dass neurodivergente Menschen auf mehr Unterstützung angewiesen sind. Deshalb wird ADHS als behandlungsbedürftige Störung betrachtet, sobald die Ausprägungen den Alltag erheblich beeinträchtigen.

Schätzungen zufolge haben 62 bis 85 Prozent[63] der Kinder mit ADHS Probleme mit dem Arbeitsgedächtnis, und diese Schwierigkeiten bleiben oft bis ins Erwachsenenalter bestehen. Während sich das bei Kindern – der Fundkiste in der Schule nach zu urteilen – vor allem in vergessenen Trinkflaschen, Kleidung oder Turnschuhen zeigt, betrifft es bei Erwachsenen oft deutlich wichtigere Dinge wie Schlüssel, Handy, Geldbeutel oder Ausweise.

Das Arbeitsgedächtnis ist ein temporärer Speicher in unserem Gehirn, der Informationen für kurze Zeit aufnimmt und aktiv verarbeitet. Seine Kapazität und Dauer sind begrenzt (meist Sekunden bis Minuten). Es baut auf dem Kurzzeitgedächtnis auf, um Informationen sinnvoll zu organisieren und miteinander zu verknüpfen – eine Funktion, die bei ADHS oft eingeschränkt ist.

Wir benötigen unser Arbeitsgedächtnis besonders, wenn es darum geht, komplexe Aufgaben zu bewältigen oder mehrstufigen Anweisungen (aufeinander aufbauende Schritte) zu folgen, wie zum Beispiel: »Packe gleich nach dem Frühstück deine Brotzeit in deinen Rucksack und zieh danach bitte deine Jacke und Schuhe an.« Klingt einfach, oder? Aber mal ehrlich – hast du schon einmal versucht, aufmerksam zuzuhören, wenn dir jemand ein Kartenspiel erklärt? Allein der Gedanke daran lässt mich den Kopf schütteln, weil ich es so anstrengend finde, aufmerksam zu bleiben.

Das Arbeitsgedächtnis hilft in der Regel auch, Ablenkungen auszublenden und konzentriert zu bleiben. Ganz vereinfacht kannst du dir das Arbeitsgedächtnis wie einen Schreibtisch vorstellen, auf dem du aktuelle Informationen ablegst, um sie vorübergehend zu bearbeiten. Wichtige Informationen können anschließend »archiviert« und ins Langzeitgedächtnis übertragen werden. Unwichtige Informationen »räumt« unser Gehirn vom Schreibtisch ab, und sie verschwinden wieder.

Bei Menschen mit ADHS hat dieser mentale Schreibtisch jedoch ein eingebautes Fließband, das ununterbrochen neue Aufgaben, Gedanken oder To-dos heranschiebt. Kein Wunder, dass die ursprüngliche Aufgabe oft untergeht, bevor sie verarbeitet oder ordentlich abgelegt werden kann. Deshalb profitieren viele von einer möglichst reizarmen und aufgeräumten Arbeitsumgebung, die unseren mentalen »Schreibtisch« frei hält.

Zusätzlich fällt es einigen von uns häufig schwerer, sich rein auditiv (zuhörend) Informationen zu merken oder bei passiven Lernmethoden wie dem Lesen von Texten nicht abzuschweifen. So wie eventuell jetzt. Hallo? Bist du noch da? Wenn nicht, kein Problem. Vielleicht brauchst du jetzt eine kleine Pause.

Veränderung ist machbar – wenn sie zu dir passt

Lesezeit: 2 Min.

Verständnis für die Ursachen von Problemen ist der erste Schritt, um sie zu lösen. Der zweite Schritt ist die Beobachtung: Wann fällt es mir leichter, mir Dinge zu merken? Und wann funktioniert es überhaupt nicht? (Die unten folgenden Fragen im Abschnitt »Kopfchaos und Merkstrategien« können dich dabei unterstützen.)

Auf dieser Basis kannst du verschiedene alltagstaugliche

Lösungsansätze ausprobieren – ohne den Anspruch, plötzlich so strukturiert wie eine LEGO-Anleitung oder mit einem Elefantengedächtnis durchs Leben zu gehen. Vielmehr geht es darum, herauszufinden, welche Strategien deinen Alltag erleichtern und Stress reduzieren. Denn sind wir mal ehrlich: Nicht jede ADHS-Dynamik ist automatisch ein Problem. Sobald dich etwas belastet, lohnt es sich immer, über Veränderungen nachzudenken. Natürlich erfordert das erst mal Energie und Geduld – neue Routinen etablieren sich nicht über Nacht. Oder wie Caroline von St. Ange im Titel ihres Lernratgebers so treffend sagt: »Alles ist schwer, bevor es leicht wird.«

Gerade im Alltag mit Kindern sind Energiereserven oft knapp, deshalb gilt: Kleine, machbare Schritte sind oft hilfreicher und leichter umzusetzen als der Versuch, alles auf einmal zu ändern. Zum Beispiel erst mal eine einzige Mahlzeit pro Woche vorbereiten statt gleich fünf.

Manchmal braucht es auch Hilfe von außen, und das ist völlig okay. Profisportler*innen lassen sich auch coachen, um Bestleistungen zu erzielen. Warum sollten wir dann erwarten, alles allein stemmen zu müssen?

Achte nur darauf, dass du bei Tipps von außen – sei es von einer Therapeutin, einem Coach, einer Freundin oder auch beim Lesen von Ratgebern – immer deine eigene Persönlichkeit im Blick behältst. Passt das wirklich zu dir? Oder musst du dich dafür komplett verbiegen? Was für die eine Person wunderbar funktioniert, kann für die andere nutzlos sein oder sogar mehr Stress verursachen.

Es gibt auch keine »zehn einfachen Schritte zu einem beschwerdefreien Leben« oder »Miracle Mornings«, die oft von privilegierten Männern mittleren Alters gepredigt werden – Männern, die ihre 5-Uhr-Morgenroutine aus Manifestieren und

Yoga in aller Ruhe zelebrieren können, weil weder ein Baby nach ihnen weint noch ein übermüdetes Schulkind ihre Begleitung zum Aufwachen braucht. Sie müssen sich auch nicht fragen, warum sie schon wieder vergessen haben, die verdammte Brotdose am Abend in die Spülmaschine zu stecken.

Eltern – und leider immer noch größtenteils Mütter – bewegen sich morgens in einer Realität, die alles andere als ausgeglichen oder inspirierend ist. Sie jonglieren mit spontanen Gefühlsstürmen, verschollenen Handschuhen und Rücklaufzetteln, die zwei Minuten vor dem Losgehen wie aus dem Nichts auftauchen. Ihre Realität ist chaotisch, unvorhersehbar und eine ständige Einladung, über sich selbst hinauszuwachsen.

Motivation und Freude statt Selbstdisziplin

Lesezeit: 3 Min.

Bei allen Strategien und Methoden ist es außerdem essenziell, für sich selbst einen Sinn dahinter zu erkennen – also eine Motivation zu spüren, von der du glaubst, dass sie dich auch länger tragen kann. Unrealistisch schwere oder unpassende Strategien sind zum Scheitern verurteilt. Sei deshalb ehrlich zu dir: Könntest du mit der ausgewählten Methode wirklich langfristig oder zumindest für eine bestimmte Zeit leben? Diese Antwort wird für jede Person unterschiedlich ausfallen – und das ist völlig in Ordnung. Ich zum Beispiel weiß mit absoluter Sicherheit, dass ich Rituale, die erfordern, vor sechs Uhr aufzustehen, schneller über Bord werfen würde, als ich »Morgenroutine« sagen kann. Selbst wenn ich es ein paar Tage durchhalten würde (was, ganz ehrlich, extrem unwahrscheinlich ist), hätte ich spätestens um neun Uhr schon meine Tagesdosis Kaffee intus – und meine Laune wäre für meine Mitbewohner*innen kein Spaß.

Und vielleicht ist da noch ein Punkt, der oft übersehen wird: Freude. Wenn du eine neue Routine etablieren möchtest, verknüpfe sie mit angenehmen Gefühlen. Statt mit Strenge und Disziplin gegen dich selbst vorzugehen, versuche, Spaß an der Veränderung zu haben. Gehe sanft und freundschaftlich mit dir um.

Nehmen wir die Idee, regelmäßig Sport zu machen. Es wird dir bestimmt leichter fallen, wenn du dabei deine Lieblingsmusik hörst, dir eine unterstützende Begleitung suchst und die richtigen Trainingsklamotten trägst. Denn eins ist klar: Keine Veränderung hält langfristig, wenn sie sich wie eine Strafe anfühlt – aber das, was dir guttut und Spaß macht, hat das Potenzial, ein fester Bestandteil deines Lebens(-abschnitts) zu werden.

Kopfchaos und Merkstrategien

- **Wie kannst du dir Dinge gut merken?** Welche Technik hilft dir, Informationen in dein Gedächtnis zu bringen? Durch lautes Wiederholen, Aufschreiben, in einen Kontext bringen / richtig verstehen, Eselsbrücken oder anderen davon erzählen?
- **Welche Art von Informationen** merkst du dir am leichtesten (Bilder, Zahlen, Worte, Melodien)?
- **Wie gehst du vor, wenn du dich an etwas erinnern möchtest?** Versuchst du, die Situation gedanklich nachzuspielen, visualisierst du oder verlässt du dich auf Notizen?

- **Was hilft anderen?** Kannst du Tricks aus deinem Umfeld übernehmen?
- **In welchen Momenten funktioniert dein Gedächtnis besonders gut und wann gar nicht?** Ist das tagesform- oder tageszeitabhängig? Steht es in Verbindung mit einer bestimmten Stimmung oder Tätigkeit?
- Wie sieht die **ideale Lernumgebung** für dich aus?
- **Was muss gar nicht in deinem Kopf bleiben?** Welche Erinnerungen können **Apps oder Listen** für dich übernehmen, um wertvolle Kapazitäten zu sparen?

Ich muss zum Beispiel besonders gut aufpassen, wenn Ferien oder Feiertage anstehen, weil ich dann vermehrt Termine vergesse. Oft komme ich bei den Wochentagen durcheinander. In solchen Zeiten hilft es mir, Termine zusätzlich zur Handyerinnerung mit Haftnotizen am Badspiegel zu platzieren und am besten noch andere zu bitten, mich zu erinnern.

Eins meiner Kinder lernt am liebsten mit Musik und während es sich bewegt. Früher hat mich dieser Bewegungsdrang beim Buchvorlesen total genervt. Ich wollte unbedingt, dass es still sitzt – so wie in den Filmszenen, in denen Eltern vorlesen und die Kinder ruhig neben ihnen liegen. Ich habe das »Rumhampeln« als Desinteresse oder mangelnde Wertschätzung mir gegenüber interpretiert. Erst als ich mich mehr mit dem Thema ADHS auseinandersetzte, verstand ich, dass Bewegung, Kruscheln oder Geräusche machen bei neurodivergenten Menschen eine Konzentrationsstrategie sein können: Sie bewegen sich nicht, weil sie aufgedreht sind, sondern genau das Gegenteil ist der Fall. Sie werden müde und halten sich durch Bewegung wach.

Wie regelmäßige Abläufe helfen, Energie zu sparen und den Alltag zu vereinfachen

Lesezeit: 4 Min.

Wusstest du, dass es laut einer Studie[64] durchschnittlich etwa 66 Tage dauert, bis eine neue Gewohnheit fest etabliert ist? In dieser Zeit kostet es uns deutlich mehr Kraft, die neue Routine gegenüber alten Verhaltensmustern durchzusetzen – und vor allem durchzuhalten. Aber sobald die Gewohnheit sitzt, läuft sie automatisiert ab und benötigt kaum noch Energie.

Routinen erleichtern unseren Alltag, weil wir mehrere Schritte nacheinander ausführen können, ohne ständig neu überlegen zu müssen. So sparen wir mentale Kraft und werden nicht durch unnötige Entscheidungen oder Priorisierungen gebremst. Ist es nicht viel entspannter, jeden Abend die Brotdose an einen festen Platz zu stellen, anstatt morgens hektisch danach zu suchen?

Ich folge vor dem Schlafen und nach dem Aufstehen (unter der Woche) meist denselben Abläufen, in derselben Reihenfolge. Das hilft mir, nichts zu vergessen und pünktlich zu sein (okay, Letzteres stimmt leider nicht ganz).

Schwierig wird es, wenn etwas meine Routine durcheinanderbringt – zum Beispiel ein Kind, das früher aufwacht. Dann gerät mein ganzer Ablauf ins Wanken, und am Ende laufe ich den Rest des Tages unwissentlich mit nur einem geschminkten Auge herum. Routinen sind eben super, solange sie funktionieren – und niemand uns rausbringt.

Vorbereitung ist mein Retter

Generell versuche ich, alles, was meinen Ablauf stören könnte, im Voraus zu erledigen: Rücklaufzettel für die Schule oder das Geld für die Klassenkasse. Am besten gehe ich das gemeinsam mit meinen Kindern am Vorabend durch. Das erleichtert nicht nur meinen Alltag, sondern hilft auch ihnen, besser organisiert zu sein – hoffentlich! ;-)

Natürlich gibt es Phasen, in denen mir das besser gelingt, und andere, in denen gefühlt nichts richtig funktioniert, egal wie stark motiviert oder routiniert ich bin. Und weißt du was? Das ist absolut in Ordnung! Das gehört zur Lebensrealität aller Eltern, egal ob mit ADHS oder ohne. Wir sind keine Maschinen, die immer gleich funktionieren, sondern Menschen. Urlaube, Krankheitsphasen oder andere Veränderungen werfen meine Routinen aus der Bahn, aber sie lassen sich meistens wieder aufgreifen.

Kleine Belohnungen als Motivationstricks

Um dranzubleiben, können *kleine* Belohnungen mehr helfen als eine große am Ende. Ja, in modernen Erziehungsratgebern ist das nicht mehr angesagt, aber bei mir und meinen Kindern wirken Belohnungen manchmal wie kleine Motivationsspritzen. Sie sind dann genau das, was wir brauchen, um überhaupt erst anzufangen oder weiterzumachen. Ich wollte mal einen Monat lang morgens kalt duschen, obwohl ich kaltes Wasser absolut nicht gut aushalten kann. Also habe ich mir einen kleinen Kalender ausgedruckt und für jeden geschafften Morgen einen hübschen Sticker geklebt. Dieses »Abzeichen« war jedes Mal ein kleines visuelles Erfolgserlebnis, das mich dranbleiben ließ.

Zusätzlich hatte ich mir als Ansporn eine größere Belohnung am Ende in Aussicht gestellt. Aber auch das wache und stolze Gefühl nach jeder Dusche hat mich jedes Mal belohnt. Um das kalte Wasser leichter auszuhalten, habe ich die Duschdauer (in Sekunden) erst nach und nach erhöht und mich während des Duschens mit witzigen Videos oder motivierenden Liedern abgelenkt. Später lernte ich, dass es für meine »Methode« einen Fachausdruck gibt: Gamification.

Gamification – mit Spiel und Spaß Herausforderungen meistern

Lesezeit: 3 Min.

Gamification (auch »Gamifizierung«) ist der Einsatz von Spielelementen und spieltypischen Mechaniken in einem nicht spielerischen Kontext, um Menschen zu motivieren und so ihr Verhalten positiv zu beeinflussen. Es geht darum, alltägliche Aufgaben oder Abläufe spannender und attraktiver zu gestalten: Punkte, Abzeichen, Level oder Ranglisten werden eingesetzt, um Engagement, Motivation und Spaß zu steigern. Wettbewerbselemente und viele kleine Belohnungen halten dich den gesamten Prozess über bei der Stange. Dieses Prinzip findet in vielen Bereichen Anwendung, zum Beispiel in Schulen durch Punktesysteme, um das Lernen und die Mitarbeit zu fördern, oder im Marketing, wenn Kunden durch Bonuskarten zu Loyalität motiviert werden, und bei Gesundheits-Apps, die mit Challenges und Erfolgsbalken an regelmäßige Bewegung erinnern.

Für meine Familie funktioniert die kostenfreie Zahnputz-App von Sonicare für Kinder (kann mit jeder Zahnbürste genutzt werden) besonders gut. Es gibt verschiedene Level, die »erputzt« werden können, mehrere kleine Belohnungen (Zubehör für ein digitales Fantasietier) und dann noch spezielle Features, wenn man mehrere Tage regelmäßig dranbleibt. Irgendwann nutzt sich das natürlich ab, aber es hat erstaunlich lange funktioniert und war leicht zugänglich.

Manchmal kann es auch sinnvoll sein, sich bereits zu Beginn der neuen Routine zu belohnen, zum Beispiel mit dem richtigen Equipment, wie richtig großartigen Laufschuhen, damit wir überhaupt erst mit dem Laufen starten. Aber Achtung, ziemlich viele Menschen mit ADHS haben einen ganzen Schrank oder ein Kellerabteil voll mit Equipment, Sport- oder Bastelmaterialien, weil sie dazu neigen, sich Hals über Kopf in ein potenzielles neues Hobby zu stürzen, das es am Ende leider doch nicht schafft. Auch bei mir liegen einige solcher Investitionen ungenutzt herum – Überbleibsel nie weiterverfolgter Geschäftsideen. Meldet euch gerne, falls ihr eine bunte Schnullerkette aus Lederbändern braucht. ;-)

Leichtere Orientierung durch Sichtbarkeit

Wenn du eine neue Routine etablieren möchtest, kann es hilfreich sein, Abläufe sichtbar zu machen. Eine Checkliste mit allen Einzelschritten, die abgehakt werden können, bis du sie automatisch erledigst. Jüngere Kinder profitieren von visuellen Darstellungen wie Zeichnungen oder Fotos, die als Poster aufgehängt werden. Es gibt schon fertige Vorlagen mit kleinen Türchen zum Aufklappen. Dein Kind kann so jeden Schritt selbstständig abhaken und zum nächsten Punkt weiterhüpfen! Die To-do-Liste als witziges Sprachmemo aufnehmen und dann morgens in Dauerschleife abzuspielen, könnte auch funktionieren.

Es gibt aber auch Kinder, die so eine Aufklappübersicht gar nicht motiviert, sondern eher unter Druck setzt und somit verärgert. Hier gilt: Finde heraus, was für euch funktioniert, alles andere kann weg.

Die Kraft der Kreativität – langweilige Informationen leichter merken

Lesezeit: 2 Min.

Informationen, die wir nicht spannend oder wichtig finden, brauchen kreative Lösungen, um hängen zu bleiben.

Ein einfacher, aber effektiver Ansatz: Mehrstufige Aufgaben **laut wiederholen – oder noch besser singen**! Das kann zum Beispiel beim Kochen helfen, um sich die Reihenfolge jedes Einzelschritts zu merken. Es funktioniert, weil wir die Informationen nicht nur gelesen oder gehört, sondern auch gesprochen haben. Je mehr Sinne beim Einprägen mitwirken, desto leichter!

Auch **visuelle Reize** unterstützen das Gedächtnis: Wenn ich Sachbücher oder Ratgeber lese, benutze ich immer einen **Textmarker**. Das ist aktiver, als nur zu lesen, und hilft mir, länger konzentriert zu bleiben. Gleichzeitig lassen sich die farblich hervorgehobenen Inhalte besser einprägen. Meine Kinder dürfen das beim Bearbeiten von Sachaufgaben genauso machen. Besonders viel Spaß macht es uns mit neuen oder besonderen Stiften, aber das ist natürlich nur ein Nice-to-have.

Notizen sind für mich eine weitere Hilfe, besonders in Meetings oder bei Elternabenden, wo ich über längere Zeit aufmerksam zuhören muss. Früher habe ich mich oft geschämt, als eine der wenigen mitzuschreiben, während andere scheinbar alles ganz entspannt im Kopf behielten. Heute weiß ich, dass ich die Notizen weniger für mein Gedächtnis brauche, sondern um konzentriert zu bleiben.

Meist landen die Aufzeichnungen später ohnehin im Papierkorb. Seit ich das verstanden habe, nehme ich mir die Freiheit, meinen Stift jederzeit zu zücken. Manchmal kritzle ich nur herum oder zeichne ein Meer von Sternen, um aufmerksam zu bleiben.

Vergesslichkeit kann auch Vorteile haben

Dinge nicht immer gut im Kopf zu behalten, hat ab und zu auch gute Seiten. Vielleicht hast du auch schon erlebt, dass du den ein oder anderen großzügig beladenen Onlinewarenkorb spontan liegen gelassen hast, weil du ganz kurz das Handy weglegen musstest. Wenige Minuten später war's dann vergessen. Ich sehe das als kleinen Test, ob ich die Sachen wirklich brauche. Manchmal ist mein Daumen jedoch schneller, und ein paar Tage später steht dann überraschend ein Paket vor der Tür.

Auch das Klischee, dass Menschen mit ADHS weniger nachtragend sind, könnte mit der Vergesslichkeit zusammenhängen. Ein spannender Gedanke, der zeigt, dass Vergesslichkeit also nicht nur ein Fluch, sondern manchmal auch ein Segen sein kann. Wobei ich das mit einem Augenzwinkern sage, denn in den meisten Fällen leide ich unter meiner Vergesslichkeit – und das spüre ich leider auch finanziell.

Aufmerksamkeitslenkung ist der Schlüssel

Meine Tipps mögen für viele (neurotypische) Menschen völlig selbstverständlich sein. Für mich sind es jedoch bewusste Strategien, die ich mir mühsam angewöhnen musste. Nach einer

Kindheit und Jugend voller verlorener Gegenstände, verpasster Flüge, Züge und Fristen habe ich mir eine ordentliche Portion Scham aufgebaut.

Lange hielt ich es für eine Schwäche mir Post-its an die Haustür zu kleben oder sämtliche noch so kleine Erinnerungen in den Kalender einzutragen. Da war häufig eine fiese Stimme in meinem Kopf, die fragte: »Ernsthaft? Du kriegst es nicht mal hin, dir so etwas zu merken?« Und manchmal war es auch mein grenzenloser Optimismus, der mir dazwischenfunkte – weil ich dachte: »Nee, dieses Mal merk ich's mir ganz sicher!« Spoiler: Habe ich nicht. Nie!

In die Kategorie »langweilige Texte« fallen für mich auch die Minutenangaben auf Nudelpackungen. Ich weiß nicht, wie oft ich beim Nudelkochen die Kochdauer lese, die Packung wegwerfe und sie dann wieder aus dem Mülleimer fischen muss, weil ich die Angabe wieder vergessen habe. Ich sollte mir wirklich angewöhnen, direkt einen Timer zu stellen – das würde mir so einige Müll-Griffe ersparen!

Wahrscheinlich geht es aber gar nicht so sehr um mein Gedächtnis, sondern um die Aufmerksamkeit, die ich einer bestimmten Sache schenke. Unser Gehirn speichert vor allem das, worauf wir unseren Fokus richten. Es ist wie mit einem Notizzettel: Eine flüchtig hingekritzelte Info zwischen lauter anderen Krakeleien geht unter, während ein dick unterstrichener, schön platzierter Satz sofort ins Auge fällt.

Und ganz ehrlich, in unserer überladen blinkenden und piepsenden Welt fällt es vielen schwer, diese Fokussierung aufzubringen – insbesondere für Eltern, die oft zig Dinge gleichzeitig jonglieren und im Blick haben müssen. Das Hirn sortiert dann aus: Was nicht laut genug schreit, wird gnadenlos ausgeblendet.

ADHS – kein Mangel an Aufmerksamkeit, sondern zu viel davon

Das Akronym ADHS steht bekanntlich für Aufmerksamkeitsdefizit-Hyperaktivitätsstörung, was wörtlich ein »Fehlen an Aufmerksamkeit« beschreibt. Das ist jedoch irreführend. Tatsächlich haben wir sogar mehr als genug Aufmerksamkeit – sie verteilt sich nur oft sprunghaft oder auf viele verschiedene Dinge gleichzeitig, was die Regulierung und Bündelung der Aufmerksamkeit erschwert. Unser Wahrnehmungsfilter ist, vereinfacht gesagt, durchlässiger, wodurch wir mehr Reize gleichzeitig verarbeiten müssen. Das macht es so schwierig, sich nicht ablenken zu lassen, weil unsere Aufmerksamkeit sprunghaft hin und her wechselt. Wie ein Scheinwerfer, der wild und unkontrolliert durch einen dunklen Raum schwenkt.

Vielleicht könntest du mal testen, wie es für dich ist, bestimmten Dingen bewusst mehr Aufmerksamkeit zu schenken. Also kurz innehalten, bevor du etwas machst, und dir (laut) sagen: »Okay, *das hier* ist gerade dran.« Manchmal reicht schon dieser kleine Moment der bewussten Entscheidung, um den Fokus kurzzeitig zu schärfen.

An dieser Stelle möchte ich anmerken, dass ich seit meiner Diagnose durchgehend gestillt habe und daher noch keine ADHS-Medikamente ausprobieren konnte. Angesichts der Erfahrungen meiner Freunde und des absolut gut erforschten Wirkmechanismus dieser Medikamente würde ich mir jedoch – insbesondere in Bezug auf die Aufmerksamkeitssteuerung – erhebliche Erleichterung erhoffen.

Hyperfokus – Geschenk oder Gefängnis?

Lesezeit: 4 Min.

Hyperfokus ist ein Phänomen, das nicht ausschließlich, aber besonders häufig bei Menschen mit ADHS auftritt. Es beschreibt einen Zustand intensiver Konzentration auf eine bestimmte Tätigkeit oder ein Thema, in dem alles andere ausgeblendet wird – Zeit, Hunger, Müdigkeit, Verpflichtungen. Eine Art extremer Tunnelblick. Anders als oft angenommen, fehlt allerdings die Kontrolle über diesen Fokus – man kann ihn weder gezielt herbeiführen, noch ist es einfach, ihn zu stoppen. Er tritt spontan auf, wenn ein Thema oder eine Tätigkeit so fesselnd ist, dass das Gehirn wie in einem Sog darin versinkt.

Welche Reize ansprechend genug sind, um den Hyperfokus auszulösen, unterscheidet sich von Person zu Person und hängt von individuellen Interessen, Erfahrungen und der aktuellen Gefühlslage sowie geistigen Verfassung ab. Manche tauchen in kreative Tätigkeiten ab, andere in Recherchen oder Videospiele. Entscheidend ist, dass der Reiz ausreichend spannend, herausfordernd und/oder neuartig ist (vergleiche das NICE-Funktionsprinzip auf den folgenden Seiten).

»Aber du kannst dich doch konzentrieren, wenn du willst!«

Eltern und Lehrkräfte sind oft irritiert, wenn ein Kind mit ADHS stundenlang hochkonzentriert ein Videospiel spielen kann, aber scheinbar nicht in der Lage ist, sich fünf Minuten auf Mathe zu fokussieren. Dieses Verhalten führt nicht selten dazu, dass ADHS als Faulheit oder Arbeitsverweigerung missinterpretiert oder die Diagnose generell infrage gestellt wird.

Ich erlebe Hyperfokus oft im Zusammenhang mit meiner Doula-Tätigkeit. Kaum stoße ich abends auf eine spannende Geburtsstudie, finde ich mich noch Stunden später tief in der Recherche wieder – und verstehe nicht, warum es plötzlich schon Mitternacht ist. Als Jugendliche habe ich manchmal ganze Nächte durchgemacht, um mich im Spiel »Die Sims« voller Hingabe meinen digitalen Figuren zu widmen – während ich selbst nicht mal aufs Klo ging.

Spätestens jetzt werden die negativen Aspekte des Hyperfokus deutlich. Das lange Verharren in diesem Zustand ohne Pausen kann zu mentaler und physischer Erschöpfung führen. Da ich im Hyperfokus alles andere ausblende, finde ich nur schwer wieder heraus. Ich versinke völlig in dieser Tätigkeit und tauche ab ins »Rabbit Hole«. Dadurch baue ich zwar schnell immenses Wissen auf, vernachlässige aber gleichzeitig meine Grundbedürfnisse oder andere Aufgaben.

Entweder bin ich hinterher völlig übermüdet, weil ich wieder einmal auf Schlaf verzichtet habe, oder ich fühle mich gestresst und angespannt, so viel Zeit verloren zu haben. Als Mama kommt noch das schlechte Gewissen hinzu, nicht richtig präsent zu sein. Auch wenn ich körperlich mit meinen Kindern zusammen bin, kreisen meine Gedanken manchmal schon drei Google-Suchen weiter. Dabei wünsche ich mir so sehr, ganz für sie da zu sein – doch die innere Unruhe lässt mich nur nervös darauf warten, mich endlich wieder meinem Thema zu widmen.

Superkraft oder Selbstsabotage?

Das obsessive Vertiefen, hat aber natürlich auch Vorteile. Bereits in wenigen Stunden sammeln wir Wissen, für das andere Wochen bräuchten. Unser Gehirn zündet dabei ein Kreativfeuerwerk, denkt quer in alle Richtungen und bringt uns auch auf unkonventionelle Lösungen, die sonst niemand auf dem Schirm hätte. Entwickelt sich die Fixierung auf eine Tätigkeit, entfalten wir eine beeindruckende Ausdauer – oft bis zur Perfektion. Und ja, das ist definitiv eine Superkraft – solange wir es schaffen, uns darin nicht ganz zu verlieren.

Für mich funktioniert es am besten, wenn ich meine Leidenschaft für ein Thema nicht mit eiserner Strenge unterdrücke – das würde mich nur noch ungeduldiger darauf hinfiebern lassen. Stattdessen frage ich mich, welche Pflichten zu erledigen sind, bevor ich mich meinem Interesse widmen kann, und setze mir dann zeitliche Grenzen. Am besten funktioniert das mit einem Wecker, der strategisch platziert ist: nah genug, um mich ordentlich zu nerven, aber weit genug weg, sodass ich tatsächlich aufstehen muss, um ihn auszuschalten.

Zusätzlich sind die Kinder meine ganz natürlichen »Alarme«: Tagsüber, sobald sie von der Schule nach Hause kommen, und abends, wenn mich das Jüngste spätestens um Mitternacht ins Bett ruft – meine persönliche Schlafenszeitgrenze. Theoretisch. Denn wenn ich ehrlich bin, schaffe ich es trotzdem, mich mit meinem Handy noch wach zu halten.

Während meine Kinder da sind, habe ich mit mir selbst eine Abmachung: Aufpoppende Ideen schreibe ich direkt in meine Notizen-App, damit sie meinen Kopf nicht weiter stressen und gleichzeitig nicht verloren gehen. So kann ich meinen Kindern mehr Aufmerksamkeit schenken. Na ja, zumindest den Kleineren. Die Großen? Die haben längst ihre eigenen Rabbit Holes und brauchen mich dafür meist nicht mehr.

Das »interessensbasierte Gehirn« versus das »prioritätsbasierte Gehirn« – ein Modell zur Erklärung der Motivation bei neurodivergenten Menschen

Lesezeit: 4 Min.

Das Modell des »interessensbasierten Gehirns« und des »prioritätsbasierten Gehirns« veranschaulicht auf vereinfachte Weise, wie neurodivergente Gehirne – insbesondere ADHS-Gehirne – motiviert werden. Es ist keine wissenschaftlich fundierte Klassifikation, sondern eine Metapher, die helfen soll, unser Denken besser zu verstehen. Diese erklärt, dass es nicht daran liegt, dass wir nicht wollen oder uns nicht genug Mühe geben, sondern dass unser Gehirn schlicht anders funktioniert. Was bei neurotypischen Menschen oft durch Disziplin und Priorisierung klappt, erfordert bei uns ganz andere Zugänge zur Motivation.

Oder anders gesagt: Warum weiß ich plötzlich alles über die Bindungsforschung oder kann stundenlang an einem Instagram-Post über die Bedeutung des Wochenbetts arbeiten, schalte aber bei anderen Tätigkeiten bereits nach fünf Minuten ab oder fange sie gar nicht erst an?

Das NICE-Modell: Was das ADHS-Gehirn wirklich antreibt

Facharzt und ADHS-Experte Dr. William Dodson erklärt in seinem Modell, dass bei neurodivergenten Personen mindestens zwei der vier NICE-Motivationsfaktoren[65] gegeben sein müssen, um echtes und nachhaltiges Engagement sowie Handeln auszulösen:

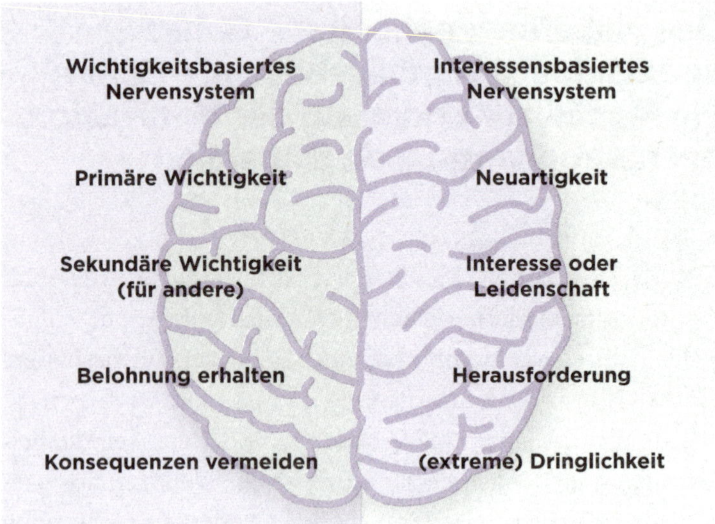

Das ADHS-Gehirn braucht andere Reize, um Dopamin auszuschütten – den Botenstoff, der Motivation und Fokus möglich macht. Nicht »weil man muss«, sondern weil etwas wirklich interessant oder dringend ist.

1. **N (Novelty) Neuartigkeit:** Alles, was neu ist – sei es ein Input, ein Gegenstand oder eine Tätigkeit –, kann motivierend wirken. Der Reiz des Unbekannten erklärt, warum viele neurodivergente Menschen voller Elan neue Routinen starten oder sich für neue Ideen begeistern lassen.
2. **I (Interest) Persönliches Interesse:** Themen oder Aufgaben, die keine emotionale Verbindung oder kein echtes Interesse wecken, bleiben für Menschen mit ADHS oft unerreichbar. Persönliches Interesse ist daher ein entscheidender Faktor. Es reicht nicht, wenn eine Aufgabe »wichtig« ist – sie muss faszinieren oder zumindest neugierig machen.
3. **C (Competition/Challenge) Herausforderung oder Wettbewerb:** Das Bedürfnis, sich selbst oder anderen etwas zu be-

weisen, kann stark motivieren. Eine anspruchsvolle Aufgabe oder der Vergleich mit anderen (oder sich selbst) spornt an. Viele blühen auf, wenn sie etwas meistern, das als besonders schwierig gilt.

4. **E (Extreme Urgency) Extreme Dringlichkeit:** Zeitdruck und Deadlines haben oft eine aktivierende Wirkung. In solchen Situationen können viele Menschen mit ADHS erstaunlich schnell und effektiv arbeiten und in wenigen Stunden Aufgaben erledigen, für die üblicherweise eine Woche angesetzt wäre.

Das Modell verdeutlicht, dass neurodivergente Menschen stärker auf intrinsische Motivation und persönliche Interessen angewiesen sind, während neurotypische Menschen oft besser auf externe Vorgaben, drohende Konsequenzen oder Belohnungen reagieren. Beide Systeme haben ihre eigenen Stärken, aber sie funktionieren unterschiedlich – und genau dieses Verständnis kann dazu beitragen, passende individuelle Strategien zu entwickeln, anstatt sich nur an neurotypischen Maßstäben zu messen.

»Wo ist ...?« und andere Suchhelfer

Lesezeit: 6 Min.

Beim Diagnosegespräch wird gemäß dem ICD-10-Katalog[66] gefragt, ob man im Alltag häufig Termine vergisst oder verpasst. Für mich war diese Frage etwas irreführend. Ich verpasse Termine kaum, aber das liegt nur an den 23 Erinnerungen, die ich mir mittlerweile stelle, um das zu vermeiden.

Ähnlich verhält es sich mit der Frage: »Verlieren Sie häufig Gegenstände, die für Alltagstätigkeiten benötigt werden?« –

»Ähm, nein, aber ich suche sie mehrmals am Tag.« Diese Beispiele zeigen, dass die Diagnosekriterien oft nicht ausreichend auf Erwachsene angepasst sind. Sie berücksichtigen nicht, dass viele von uns mit ADHS über Jahre hinweg Strategien entwickelt haben, um Schwierigkeiten zu kompensieren.

Für neurodivergente Mütter, die im Alltag häufig zwischen unzähligen Aufgaben und spontanen Bedürfnissen ihrer Kinder hin und her springen, sind solche Strategien überlebenswichtig. Digitale Tools und Tracker können dabei eine große Hilfe sein – sie erleichtern nicht nur das schnelle Wiederfinden von Dingen, sondern entlasten auch unser ohnehin schon überlastetes Gehirn. Doch welche Helfer sind tatsächlich nützlich, und wie setzen wir sie am besten ein? Lass uns das genauer anschauen.

Die ADHS-Steuer – und wie wir sie senken können

Ich bin mir sicher, dass Erfindungen wie Airtags oder andere Tracker von Menschen mit ADHS entwickelt wurden, um ihr Leid zu lindern und vor allem auch, um ihren Geldbeutel zu schonen. Denn das ständige Verlieren und Vergessen zahlt direkt auf die *ADHS-Steuer* ein.

Die ADHS-Steuer beschreibt die zusätzlichen emotionalen, finanziellen und zeitlichen Kosten, die Menschen mit ADHS häufig tragen. Es sind nicht nur die offensichtlichen Aufwendungen, wie verlorene Gegenstände, impulsive Shoppingentscheidungen oder Mahngebühren für verpasste Rechnungen, Züge, Konzertkarten. Es sind auch die emotionalen Kosten – der Stress, die Frustration und das Gefühl, nicht aus Fehlern lernen zu können. Dann ist da noch diese innere Stimme, die fragt: »Warum kriegst nur du das immer wieder nicht hin?«

Meine Strategien, um Gegenstände nicht (mehr so oft) zu verlieren, sind feste Ablageplätze zu Hause und in meiner Tasche. Zusätzlich benutze ich Tracker, zum Beispiel an meinem Schlüssel und in meinem Geldbeutel. Mein Handy und meine Kopfhörer lasse ich mehrmals am Tag »piep« machen, damit ich sie wiederfinde. Wobei ich ehrlicherweise von Letzterem schon das dritte Paar habe – die Akkus halten einfach zu kurz, und sobald sie leer sind, funktioniert das Tracking natürlich nicht mehr. Hier wünsche ich mir noch eine Benachrichtigungsfunktion, die mich auch ohne aktive Nutzung ans Laden erinnert.

Ansonsten nutze ich noch die ganz gewöhnliche Notizen-App auf meinem Handy. Sie ist immer dabei und bietet praktische Funktionen wie Sprachaufnahmen, Checklisten oder eine Scanner-Funktion. Wichtig ist nur, dass ich eine geeignete Überschrift wähle, damit ich die Notizen später auch wiederfinde.

Natürlich profitieren auch neurotypische Menschen von diesen Tools, aber für uns sind sie oft der entscheidende Unterschied zwischen Chaos und der Möglichkeit, den Alltag halbwegs strukturiert zu bewältigen.

Wenn Pläne scheitern: Flexibilität statt Selbstvorwürfe

Bei Eltern kommt eine weitere, entscheidende Komponente ins Spiel: das Kind. Auf einmal hängt unser Alltag nicht mehr nur von unseren eigenen Entscheidungen oder organisatorischen Fähigkeiten ab. Stattdessen müssen wir uns daran gewöhnen, dass unsere Pläne und Strategien oft spontan über den Haufen geworfen werden – sei es durch die Bedürfnisse, die Emotionen oder die Virenlast unseres Kindes.

Gerade deshalb sollten wir uns immer wieder bewusst machen, dass es oft nicht an uns liegt, wenn unsere Strategien scheitern. Ein typisches Beispiel: der Klassiker-Tipp »Leg deinen Hausschlüssel immer an einen festen Platz in der Nähe der Haustür, damit du ihn schnell findest«. Klingt super – hat auch hervorragend funktioniert. Zumindest solange ich allein gewohnt habe und immer selbst die Tür aufgeschlossen habe.

Als ich mit meinem Mann zusammengezogen bin und auch mal er die Tür vor mir aufgeschlossen hat, blieb mein Schlüssel in der Handtasche oder Jacke. Plötzlich musste ich ihn wieder regelmäßig (hektisch) suchen.

Mit Kindern wurde das Ganze noch chaotischer, besonders als sie noch klein waren. Selbst wenn ich die Tür öffnete, war ich sofort in irgendeine Aufgabe verwickelt: mit Baby auf dem Arm dem Kitakind beim Ausziehen der Stiefel helfen und nebenbei versuchen, das Spielzeug zurückzuerobern, das das ältere Geschwisterchen gerade dem jüngeren weggenommen hat. Am Ende lag der Schlüssel überall, nur nicht am vorgesehenen Platz. Manchmal steckte er noch außen in der Tür, und meine freundlichen Nachbarn machten mich später darauf aufmerksam.

Das ist okay. Es gibt immer wieder Phasen, in denen wir uns und unsere Routinen an die neuen Umstände anpassen müssen – und auch das wird sich irgendwann wieder ändern.

Wichtig ist, sich dafür nicht zu verurteilen.

Erwarte keine 100 Prozent – erwarte Wiederholungen

Wenn Verbesserungen zunächst nur beim dritten oder vierten Mal klappen, ist das auch völlig in Ordnung. Gib nicht auf! Bleib milde mit dir und vergiss nicht: Neue Routinen brauchen viele Wiederholungen, bis sie automatisch ablaufen. Manche Lebensphasen machen uns das schwerer, weil jeder Tag unvorhersehbar ist und anders abläuft. Dann hilft es wenig, sich noch mehr Druck zu machen.

Deshalb ist mir eine Botschaft besonders wichtig: Du bist nicht allein, es geht sehr vielen Menschen wie dir!

Wenn du magst, kannst du den folgenden Tagesstrukturplan als Orientierung nutzen – egal, ob täglich oder nur in besonders stressigen Phasen. Er soll dir genügend Flexibilität bieten, um ihn an deine individuellen Bedürfnisse anzupassen.

Besonders hilfreich finde ich die Energie-Ampel, die Nora Imlau in ihrem Buch *Bindung ohne Burnout* beschreibt.[67] Sie ist eine einfache, aber sehr wirkungsvolle Metapher, um den eigenen Energiezustand einzuschätzen – und zwar mit vier Farben: grün, gelb, orange und rot.

- **GRÜN:** Ich bin ruhig, stabil und habe viel Energie, von der ich anderen etwas abgeben kann.
  Beispiel: Ich erfinde kreative Spiele, um meine Kinder zu Routineaufgaben zu motivieren, oder begleite sie geduldig dabei.
- **GELB:** Ich bin etwas angespannt oder unruhig. Ich funktioniere noch, aber nicht mehr mit Leichtigkeit.
  Beispiel: Ich versuche ruhig zu bleiben, merke aber, dass ich langsam genervt bin. Jetzt erkläre ich klar, was getan werden muss, ohne Extraspielchen, dafür mit mehr Struktur – oder ich übernehme die Aufgaben für die Kinder.
- **ORANGE:** Ich bin deutlich gestresst, impulsiv und brauche Entlastung.
  Beispiel: Ich fange an, Druck zu auszuüben, lasse Erklärungen weg und kürze Abläufe stark ab. Wenn gerade niemand helfen kann, greife ich zu Notfallstrategien wie bewusster Atmung.

- **ROT:** Ich bin am Limit, überlastet und überfordert.
  Beispiel: Ich erschrecke bei plötzlichen Geräuschen, werde laut – jetzt geht nichts mehr. Ich brauche selbst einen sicheren Ort und wenn es nur ein kurzer Austausch mit einer vertrauten Person ist.

Die Ampel unterstützt mich dabei, realistische Erwartungen an mich selbst zu haben – und mein Tagesprogramm meinem Energielevel anzupassen. So die Theorie. In der Praxis vergesse ich leider oft, meine Farbe zu checken. Ich übe jeden Tag – mal mit mehr, mal mit weniger Erfolg. Denn wir können und müssen nicht jeden Tag gleich viel leisten. Das wäre schlicht unmenschlich.

Wichtig finde ich auch, dass wir unseren Zyklus im Blick haben, weil dieser durchaus Einfluss auf unseren Energiehaushalt sowie die Intensität unserer ADHS-Ausprägungen nehmen kann (siehe Kapitel 1). Außerdem berichten viele Frauen, die ADHS-Medikamente nehmen, dass sie in der zweiten Zyklushälfte keine oder nur eine wesentlich schwächere Wirkung bemerken. Hormonelle Schwankungen beeinflussen unsere Konzentration und Impulsivität stärker, als wir oft denken. Es macht also Sinn, auf einen Zusammenhang zu achten und gegebenenfalls die Dosierung in Absprache mit einer Ärztin anzupassen.

Wie bereits erwähnt, kann ich aktuell keine ADHS-Medikamente nehmen, weil ich stille. Deshalb helfen mir in erster Linie Strategien wie Routinen, digitale Tools – und ein bisschen mehr Milde mit mir selbst. Perfektion wird es nie geben, aber mit den richtigen Hilfsmitteln kann ich meinen Alltag so gestalten, dass ich nicht ständig gegen mein Gehirn arbeite, sondern mit ihm. Dasselbe wünsche ich mir auch für dich.

Heute

Datum ______________________

Prioritäten

1. ______________________
2. ______________________
3. ______________________

Für morgen wichtig

____
____
____
____

Termine

Zeit

7 Uhr ______________________

8 Uhr ______________________

9 Uhr ______________________

10 Uhr ______________________

11 Uhr ______________________

12 Uhr ______________________

13 Uhr ______________________

14 Uhr ______________________

15 Uhr ______________________

16 Uhr ______________________

17 Uhr ______________________

18 Uhr ______________________

19 Uhr ______________________

Zyklustag ______________

Nicht vergessen

- ○ ______________________
- ○ ______________________
- ○ ______________________
- ○ ______________________

- ○ Morgens ______________
- ○ Mittags ______________
- ○ Nachmittags ______________
- ○ Abends ______________

Meine persönliche Strategie gegen Urlaubschaos

(Lesezeit: 5 Min.)

Früher habe ich bei jeder größeren Reise mein Handy verloren oder kaputt gemacht, weil es mir zum Beispiel ins Meer gefallen ist oder ich es im Bus vergessen habe. Ich nannte es lange Zeit den Urlaubsfluch, ohne den größeren Zusammenhang dieser Erfahrungen zu erkennen. Heute weiß ich, dass mich fremde Orte, fehlende Routinen und permanenter neuer Input überfordert haben. Meine Aufmerksamkeit war überall und nirgends, um richtig aufzupassen. Zu meiner großen Freude wurden bald Back-ups und Clouds eingeführt, sodass ab da zumindest meine Urlaubsbilder nicht mehr für immer verloren waren.

Als Mutter bekamen Urlaube noch mal eine ganz neue Dimension. Anfangs war es viel mehr Stress, als zu Hause zu bleiben, und von Erholung konnte keine Rede mehr sein. Klar, ich hatte zwar meinen Mann 24/7 an meiner Seite, aber wir schleppten auch Unmengen an Zeug mit uns herum, versuchten, nichts davon liegen zu lassen und irgendwie die Schlaf- und Essensroutinen des Babys einzuhalten. Und natürlich wollten wir uns gleichzeitig auch vom stressigen Alltag erholen, die Umgebung erkunden und die drei bis 50 Zeitschriften und Bücher lesen, die wir naiverweise eingepackt hatten. Kurz: Es hatte einfach nichts mehr mit dem Wort Urlaub von früher gemeinsam. Mit den Jahren wurden wir etwas geübter, erfahrener und vor allem realistischer mit unseren Erwartungen – bis zum ersten Urlaub mit drei Kindern, also das erste Mal, als wir Eltern in der Unterzahl waren. Wir flogen, nahmen eine Fähre und nutzten vor Ort öfters mal den Bus. Bei so gut wie jedem Transportmittelwechsel haben wir oder eher ich irgendetwas liegen gelassen. Meine Kopfhörer, einen einzigartig fantastischen Sonnenhut, Kinderschuhe, Schnuller, Ladegerät – you name it, ich habe es verloren. Einmal kamen wir abgehetzt vom Strand zurück zum Apartment und stellten vor der Eingangstür fest, dass wir unsere gesamten Strandsachen irgendwo vergessen hatten. Mein Mann mietete spontan einen Roller, raste die gesamte Strecke zurück und fand tatsächlich alles noch an der Einstiegsbushaltestelle – Glück gehabt.

Es war so nervig und teuer, dass ich am Ende einfach nur froh war, alle Kinder heil zurück nach Hause gebracht zu haben. Ob wir uns vielleicht etwas viel zugemutet hatten mit einer Vier-, einer Dreijährigen und einem sieben Monate alten Baby? Natürlich, aber dafür sind Erfahrungen ja da, und ich gehe grundsätzlich lieber zu viele Risiken ein, als aus Vorsicht zu verzichten. Wird schon klappen irgendwie oder eben nicht.

Mittlerweile kann ich, im Gegensatz zu meinem kinderlosen Ich, auch sehr gut nachvollziehen, wie die Familie McCallister Kevin gleich an zwei aufeinanderfolgenden Weihnachten verlieren konnte. Die hatten sogar fünf Kinder und waren dabei, ihren Flieger zu verpassen! Apropos, ich möchte nicht nachzählen, wie oft ich bereits einen Flug verpasst habe.

Heute läuft es bei uns – mit mittlerweile vier Kindern – deutlich besser im Urlaub, auch wenn unsere Reisen nicht weniger abenteuerlich geworden sind. Aber die Kinder sind älter, und wir sind erfahrener. Ich organisiere jetzt viel mehr im Vorfeld und habe unsere Vorbereitungen stetig optimiert. Man könnte sagen, ich habe eine Art Vorreiseroutine entwickelt.

Schon das Kofferpacken kann entscheidend für den Erfolg unseres Urlaubs sein. Doch allein der Gedanke daran überfordert mich – deshalb habe ich mir ein System geschaffen, das uns hilft, möglichst strukturiert ranzugehen. Gut organisierte Koffer sparen Zeit, Nerven und Energie – nicht nur für uns, sondern vor allem für die Kinder. Weniger Chaos bedeutet weniger Frust für alle.

Nach jedem Urlaub aktualisiere ich unsere Packlisten, für Sommer-, Winter- und Bauernhofurlaube. So habe ich noch frisch im Kopf, was gefehlt hat oder unnötig war. Ein Jahr später wäre das längst vergessen – das habe ich mir schon oft bewiesen.

Wir organisieren die Kofferinhalte mit Packwürfeln: Jeder hat einen für Unterwäsche, Socken und das Baby sogar für komplette Outfits. Bei den größeren Kindern packe ich die Tagesoutfits in einen Schuhorganizer – ein Outfit pro Fach (es gibt je 14 Fächer). Vor Ort hängen wir diese an Türen oder in Schränke. Das erleichtert das Ein- und Auspacken enorm, weil es so viel Zeit spart. Außerdem sorgt es dafür, dass wir die richtige Menge dabeihaben, und hilft uns selbst bei mehreren Ortswechseln den Überblick zu behalten, was noch sauber ist.

Für wichtige Dinge wie Ladegeräte und Kopfhörer haben wir feste Plätze in unseren Taschen oder Rucksäcken. Auch in Unterkünften lege ich Wertsachen am liebsten in eine Schüssel, um sie schnell griffbereit zu haben und nicht ständig suchen zu müssen.

Unsere Badetasche ist ebenfalls durchdacht: Eine kleine Tasche für die Taucherbrillen, ein Wetbag für die nassen

Sachen und eine weitere Tasche für Sonnencreme, Pflaster und Insektenschutz. So können wir schon vor dem Losgehen sicherstellen, dass wirklich alles eingepackt ist, finden vor Ort alles schnell wieder und können später checken, ob wir auch wirklich alles wieder eingesammelt haben. Diese Ordnung sorgt auch dafür, dass die Kinder direkt ins Wasser springen können, ohne dass dabei Chaos entsteht, wenn sie sich schnell etwas aus der Tasche schnappen.
Natürlich halten sich die Kinder nicht immer an meine Struktur. Dann suchen wir eben mal wieder länger und ungeduldig den Fotoapparat, die Taucherbrille oder was auch immer gerade verschwunden ist. Perfekt wird es vermutlich nie sein – und das ist auch okay. Aber mir gibt diese Struktur Halt und das wunderbare Gefühl, zumindest hier die Kontrolle zu haben, die im Alltag oft fehlt. Natürlich geht das auch ohne, wie viele andere Familien jeden Tag eindrucksvoll beweisen.
Eins sollten wir uns bewusst machen, wenn wir mit Neurodivergenz im Gepäck in den Urlaub starten: Es kann vor Ort erst mal richtig stressig werden. Und das ist völlig okay. Zweifelt nicht an euch, wenn von Entspannung und Glückseligkeit anfangs wenig zu spüren ist. Es braucht Zeit, bis alle sich an die neue Umgebung, den fehlenden Alltag und das ständige Zusammensein gewöhnt haben. Alle Gefühle sind erlaubt. Niemand kann auf Knopfdruck entspannt, dankbar oder zufrieden sein – auch wenn es bei anderen vielleicht so aussieht. Lange Zeit habe ich genau das auch von uns erwartet: »Jetzt sind wir extra hier hingeflogen, und ihr meckert die ganze Zeit nur!« Aber die Realität ist selten so perfekt wie auf den hübschen Instagram-Kacheln. Und vielleicht ist das auch gut so.

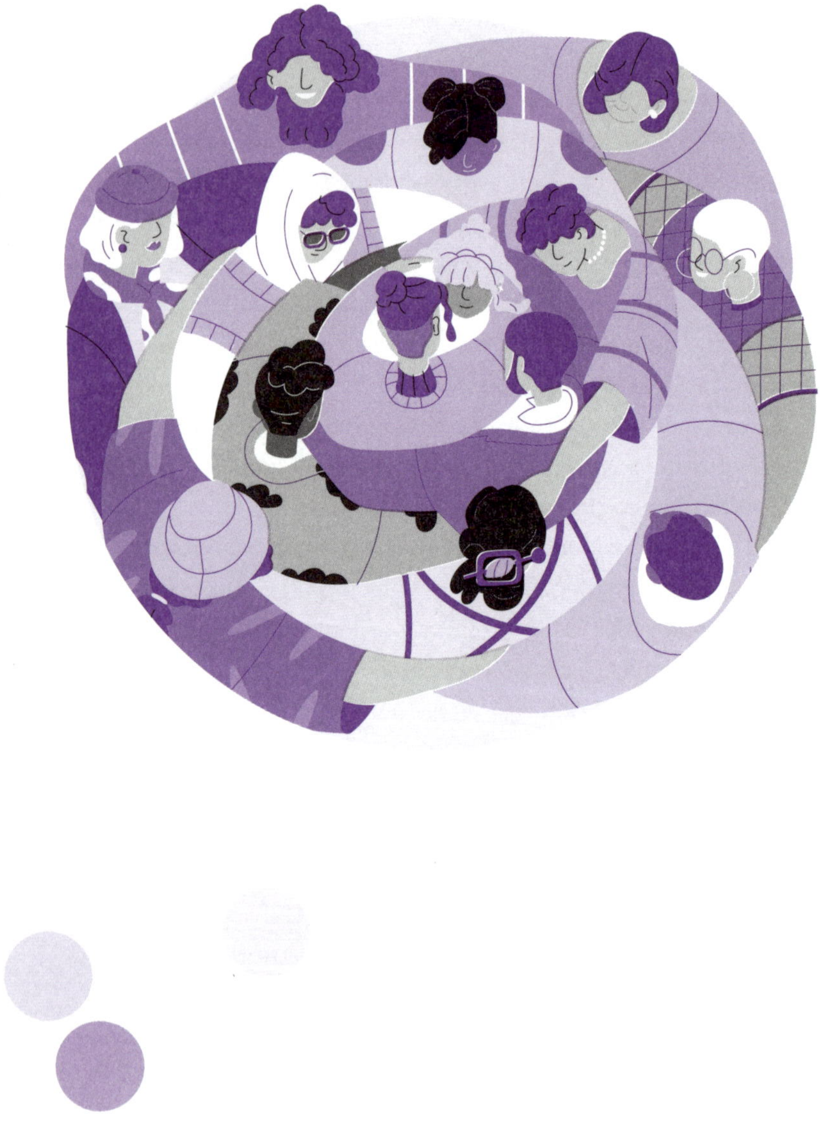

Kapitel 6
Du bist nicht allein – was uns wirklich stärkt

Um möglichst viele Strategien für dieses Buch kennenzulernen und sie dir wie ein Buffet anbieten zu können, habe ich an einem ADHS-Gruppentraining teilgenommen. Sechs Termine, die wöchentlich stattfanden und Themen wie Zeitmanagement, Umgang mit Gefühlen, Organisationsfähigkeit und Alltagsgestaltung behandelten.

Wie Selbsthilfegruppen dich stärken können

Lesezeit: 3 Min.

Zu meinem allerersten Termin war ich – typisch für mich – recht knapp dran, schaffte es aber, nur drei Minuten zu spät zu kommen. Erleichtert setzte ich mich, mit aufgeregt pochendem Herz, auf einen der freien Stühle im Raum und wunderte mich etwas über den auffällig häufigen Augenkontakt der Therapeutin. Schließlich fragte sie mich freundlich, zu welchem Termin ich eigentlich wollte.

Verwirrt kramte ich mein Handy hervor, murmelte etwas von »Gruppendings« und durchsuchte hektisch meinen Posteingang nach der Bestätigungsmail. Dann las ich laut vor: »ADHS-Gruppentraining, Mo, fünfzehnter siebter ... – oh!« In dem Moment wurde mir klar: Ich war zwar nur drei Minuten zu spät, aber einen ganzen Monat zu früh dran. Es war noch Mitte Juni.

Leicht beschämt schaute ich in die Runde und erntete zu meiner Erleichterung nur verständnisvolle, freundlich lächelnde Blicke. Ein unbezahlbares Gefühl! Nirgendwo sonst hätte ich mich mit dieser Aktion so angenommen und verstanden gefühlt wie hier. Netterweise durfte ich in der Gruppe bleiben und konnte die verpassten ersten Termine einen Monat später nachholen.

Ehrlich gesagt, haben mir die Termine inhaltlich nicht viel Neues gebracht – das meiste davon kannte ich schon aus meinen nächtelangen Recherchen. Aber was mich wirklich begeistert hat, war der Austausch mit den anderen. Ich hätte nie gedacht, dass eine zufällig zusammengestellte Gruppe, die außer der Neurodivergenz nichts verbindet, sich so stärkend anfühlen kann. So unterschiedlich wir auch waren, die Herausforderungen der anderen fühlten sich oft erschreckend vertraut an. Außerdem kannst du von der ersten Minute an du selbst sein. Niemand schaut dich komisch an, wenn du mitten im Gespräch den Faden verlierst, dein Handy zückst, um etwas zu googeln, oder beim Trinken etwas danebengeht.

Besonders bereichernd waren die Gespräche mit den anderen Müttern. Wir verstanden uns sofort, und es war so entlastend zu hören, dass wir – unabhängig von unseren individuellen Erziehungsstilen – so ähnliche Herausforderungen teilen. Genau deshalb möchte ich dir diesen Punkt ans Herz legen: Denk darüber nach, ob eine **Selbsthilfegruppe** – virtuell oder vor Ort – etwas für dich sein könnte. Neurodivergente Elternschaft bringt ganz eigene Dynamiken mit sich. In solchen Gruppen können wir uns gegenseitig inspirieren, stärken und manchmal einfach nur gemeinsam über das Chaos lachen.

Fürsorge sollte nicht auf den Schultern Einzelner lasten, sondern in ein unterstützendes Netz eingebettet sein. Ein System, das sich wie eine Matrjoschka-Puppe entfaltet – jede Person, die für andere da ist, braucht selbst Halt durch Freund*innen, Familie oder Gemeinschaften. Wenn wir uns gegenseitig stärken, entsteht ein stabiles Geflecht, das uns alle trägt, statt Einzelne zu überfordern.

Lasst uns Banden bilden! Gemeinsam sind wir nicht nur weniger allein, sondern auch widerstandsfähiger. Der nicht unumstrittene Arzt und Autor Gabor Maté hat das perfekt auf den Punkt gebracht: »Safety is not a lack of threat, but the presence of connection.«[68] **Sicherheit bedeutet nicht, dass es keine Gefahren gibt. Sicherheit entsteht dort, wo wir Verbindung spüren. Mit anderen. Mit uns selbst.**

Das gilt übrigens nicht nur für Elternschaft, sondern auch für andere Lebensbereiche wie die Geburtshilfe. Studien[69] zeigen, dass nicht der genaue Verlauf der Geburt entscheidend ist, sondern wie sicher und unterstützt sich die Gebärende währenddessen fühlt. Genau hier komme ich als Doula (nichtmedizinische Geburtsbegleiterin) ins Spiel: Meine Aufgabe ist es, durch kontinuierliche Unterstützung Sicherheit und Komfort zu schaffen. Und was für Geburten gilt, gilt auch für unseren Alltag: Beziehungen, Beistand und das Gefühl von Zugehörigkeit schenken uns Sicherheit – und sind eine wertvolle Kraftquelle.

Die Psychologin, mit der ich für die Feinfühligkeitsstudie (siehe Kapitel 4) zusammengearbeitet habe, bietet (leider nur in der Schweiz) zusammen mit einer Sozialpädagogin zweimal im Monat ein Gruppentreffen für Eltern mit ADHS. Es gibt ermutigende Fachimpulse, bindungsorientierte Perspektiven und den Austausch mit anderen Eltern sowie Fachpersonen. So ein Angebot in meiner Nähe würde ich mir auch wünschen.

Warum Gleichberechtigung in neurodivergenten Familien eine wichtige Überlebensstrategie ist

Lesezeit: 7 Min.

Auch eine stabile und unterstützende **Partnerschaft** kann eine wichtige Kraftquelle im Alltag sein – besonders in neurodivergenten Familien, wo emotionale und organisatorische Anforderungen oft überdurchschnittlich hoch sind. Gleichzeitig bringen individuelle Unterschiede und neurodivergenzbedingte Dynamiken wie Impulsivität, Regulationsfähigkeit oder schnellere Überreizung zusätzliche Herausforderungen mit sich. Wer diese Faktoren kennt und reflektiert, kann Konflikten vorbeugen oder sie schneller entschärfen.

Heute lebe ich in einer weitgehend gleichberechtigten Partnerschaft. Wir teilen uns nicht nur die Care-Arbeit und den Haushalt, sondern auch die Verantwortung dafür, dass alles geplant und umgesetzt wird. Doch das war ein langer Weg. Nach der Geburt unserer ersten beiden Kinder sind wir zunächst in die typische »50er-Jahre-Falle« getappt: Während der Elternzeit übernahm ich Haushalt und Kinderbetreuung allein, nur um nach meiner Rückkehr in den Beruf zusätzlich noch die Erwerbsarbeit zu stemmen.

Die Überlastung war brutal – nicht nur für mich, sondern auch für unsere Partnerschaft. Während mein Mann weiter seiner Arbeit und seinen Hobbys nachgehen konnte, hatte sich für mich einfach alles verändert. Was uns geholfen hat? Viele Gespräche – aber nicht in Stresssituationen, sondern in den seltenen ruhigen Momenten. Und vor allem: die Bereitschaft, einander wirklich zuzuhören, neugierig zu bleiben, sich in den anderen hineinzuversetzen und faire Kompromisse zu finden.

Nach und nach wurde uns bewusst, wie stark wir von sozialisierten Rollenerwartungen und strukturellen Gegebenheiten geprägt sind – und wie wichtig es ist, sich bewusst und aktiv dagegen zu entscheiden. Nicht nur für uns, sondern auch, weil wir unseren Kindern damit vorleben wollen, wie Gleichberechtigung in einer Partnerschaft aussehen kann.

Es war und ist kein einfacher Prozess für uns, weil wir keine Vorbilder zur Orientierung haben und als Individuen Probleme lösen müssen, die eigentlich struktureller Natur sind.

Obwohl Kinder ein zentraler Teil der Gesellschaft sind, liegt die gesamte Verantwortung dafür, wie Eltern Beruf, Erziehung und Haushalt unter einen Hut bringen, bei den Familien selbst. Es gibt kaum Strukturen, die eine faire Verteilung von Sorgearbeit oder eine (finanzielle) Anerkennung von Care-Arbeit fördern.

Ja, es gibt flexible Arbeitszeiten – aber vor allem für gut bezahlte Bürojobs. Viele Eltern arbeiten jedoch in Berufen mit Schichtsystem, Präsenzpflicht oder familienunfreundlichen Dienstplänen. Und selbst dort, wo Flexibilität theoretisch möglich wäre, sind es meist die Mütter, die sie nutzen – mit spürbaren Folgen für Einkommen, Karriere und Rente. Wer es sich leisten kann, kauft sich Vereinbarkeit: mit weniger Erwerbsarbeit, privater Betreuung oder professioneller Unterstützung im Haushalt.

Alle anderen müssen sich mit unflexiblen Strukturen arrangieren – auf Kosten ihrer Gesundheit, ihrer beruflichen Entwicklung oder ihrer Familie. Eine staatlich geförderte reduzierte Vollzeit für beide Elternteile könnte dagegen wirklich helfen, Sorge- und Hausarbeit gerechter aufzuteilen, und behält auch die Kinder im Blick, indem sie ihnen mehr Zeit mit beiden Eltern ermöglicht.

Vereinbarkeit bleibt also in erster Linie eine privat zu lösende Aufgabe, während Gesellschaft und Staat durch strukturelle Hilfen doch eigentlich unterstützen sollten.

Unser entscheidender erster Schritt war, nicht nur zu erfassen, wer aktuell welche Aufgaben übernimmt, sondern auch, wer die Verantwortung dafür trägt, dass sie erledigt werden. Mithilfe des Mental-Load-Tests[70] konnten wir unsere Aufgaben und die damit verbundene Denklast sichtbar machen und checken, ob unsere Verteilung fair war. Spoiler: Sie war es nicht! In einer US-Studie[71] wurden heteronormative Paare zur mentalen und physischen Aufteilung von 100 typischen Haushaltsaufgaben befragt. Mit dem ernüchternden Ergebnis, dass Müllrausbringen die einzige Aufgabe war, bei der Männer häufiger als Frauen sowohl daran dachten als es auch erledigten. **Schaut euch auch an, wie eure freie Zeit aufgeteilt ist – die ungestörte, ununterbrochene Zeit für Hobbys oder Austausch mit anderen Menschen, ohne Kind im Schlepptau.** Denn noch immer gilt es oft als selbstverständlich, dass Frauen ihre freien Stunden für Fürsorgearbeit oder den Haushalt opfern.

Gerechtigkeit in der Partnerschaft bedeutet nicht zwangsläufig eine exakte 50:50-Aufteilung. Viel wichtiger ist, dass die Verteilung für beide stimmig ist – und individuelle Bedürfnisse, Kapazitäten und Fähigkeiten berücksichtigt.

Neurodivergenz bringt dabei ganz eigene Herausforderungen mit sich: Vielleicht kannst du morgens kaum deinen eigenen

Namen buchstabieren, aber um 23 Uhr locker einen perfekten Wochenessensplan aus dem Ärmel schütteln. Vielleicht scheitert dein Gehirn nach fünf Minuten an der Steuererklärung, doch dein Vorratsschrank folgt einer Logik, die selbst Marie Kondo beeindrucken würde.

Meine ADHS-Diagnose hat uns geholfen, wiederkehrende Konflikte endlich (besser) zu verstehen und gemeinsam lösbarer zu machen. Zum Beispiel wissen wir jetzt, warum ich jedes Mal so katastrophal schlecht einschätzen kann, wie viel Zeit ich für Aufgaben benötige – eine Zeitblindheit, die leider dazu führt, dass ich häufig zu spät komme oder viel weniger schaffe, als ursprünglich geplant.

Beeinträchtigte Zeitwahrnehmung (Zeitblindheit), ein häufiges Phänomen bei ADHS, hat nichts mit Ignoranz oder mangelnder Wertschätzung zu tun, sondern ist einfach eine andere Art, Zeit zu »verstehen«. **Ich nehme Uhrzeiten nicht nur anders wahr – ich »lese« sie manchmal auch anders.** In stressigen Momenten fühlt es sich an wie eine Art Uhrzeit-Legasthenie: Die Zahlen ergeben keinen Sinn, ich vertausche 14:15 mit 15:14 oder starre auf die Uhr, ohne zu begreifen, was die Zeitangabe bedeutet. Ich weiß zwar, was dort steht, aber nicht, was es heißt. Wie bei einem Wort, dessen Bedeutung mir entfallen ist – vertraut und doch leer. Dann fällt es mir nicht nur schwer einzuschätzen, wie viel Zeit ich noch habe, sondern auch, was in dieser Zeit überhaupt möglich ist. Reicht es noch für eine Dusche? Für eine Mail? Oder habe ich dann schon wieder den nächsten Termin verpasst? Je mehr Druck ich verspüre, desto häufiger passiert es – mein Gehirn schaltet in eine Art Tunnelmodus, in dem alles verschwimmt. Heute hilft mir oft mein Mann, weil er weiß, dass ich hier nichts absichtlich verpeile. Dieses Verständnis entlastet nicht nur mich, sondern auch unsere Beziehung.

Ein weiteres Beispiel ist meine Impulsivität: Manchmal starte ich spontan Projekte, die überhaupt nicht in den Zeitplan passen – wie die Küchenschublade oder den Kühlschrank zu putzen und neu zu sortieren, obwohl wir gerade dabei sind, das Abendessen zu kochen und die Kids bald ins Bett sollten. In solchen Momenten merke ich oft gar nicht, wie unpassend das ist. Früher hat das für Ärger gesorgt, aber inzwischen können wir meistens darüber lachen, wenn es passiert.

Dann gibt es noch meine RSD (Rejection Sensitive Dysphoria), die dazu führt, dass ich in Konfliktsituationen schnell in einen inneren Fluchtmodus schalte. Gedanklich bin ich dann direkt auf Immoscout, weil ich plötzlich die ganze Beziehung infrage stelle. Diese Überreaktion ist mein Schutzmechanismus, um mit der intensiven Angst vor Zurückweisung und Verletzung umzugehen. Das zu verstehen, hat nicht nur mir, sondern auch meinem Mann geholfen, diese Verhaltensmuster besser einzuordnen und zu entschärfen.

Gleichberechtigte Elternschaft ist also kein Glücksfall – auch wenn es oft so dargestellt wird. Sie ist das Ergebnis von kontinuierlicher Arbeit, vielen Gesprächen und dem Willen, gemeinsam Verantwortung zu tragen. Wenn ich von Glück sprechen kann, dann vielleicht davon, einen Partner gefunden zu haben, der bereit ist, an sich und an unserer Beziehung zu arbeiten. Aber auch das war keine magische Eingebung, sondern eine bewusste Entscheidung beim Kennenlernen. Es sollte kein Glück sein, wenn sich beide Elternteile gleichermaßen für ihre Familie verantwortlich fühlen. Es sollte »normal« sein. Nicht die Ausnahme, die – besonders beim Vater – überproportional bewundert und gefeiert wird.

Gerade in neurodivergenten Familien zeigt sich, wie essenziell eine faire Lastenverteilung ist. Der Alltag kann schnell zu einem Dauerstressbewältigungsmodus werden, der weit über das berühmte »erste Jahr« hinausgeht und alle Beteiligten fordert. Dabei bleibt Paarzeit oft auf der Strecke oder wird von Anspannung und Konflikten überschattet.

Um dem entgegenzuwirken, ist gemeinsame Zeit umso wichtiger – nicht nur für Organisation und Absprachen, sondern auch, um Raum für Intimität, Spaß und ehrlichen Austausch zu schaffen. Wir versuchen, einen Tag in der Woche mittags gemeinsam Sport zu machen. Es ist keine große Date-Night, aber etwas, das wir beide lieben und das sofort unsere Laune hebt. Denn wir sind nicht nur Eltern. Wir sind auch Partner. Solche Momente verbinden – zumindest kurz, bis der Alltag uns wieder einholt und unmissverständlich klarmacht, dass wir als Erwachsene in dieser Familie in der Unterzahl sind. Genau dann zählt es umso mehr, dass wir uns gegenseitig den Rücken stärken – als Team und als Menschen, die sich wertschätzen.

Professionelle Hilfen: Therapie und (außer-)familiäre Betreuung

Lesezeit: 2 Min.

Eine **Paartherapie** wäre für mich eine weitere wunderbare gemeinsame Unternehmung, um all die Erkenntnisse, die wir in den letzten zwölf Jahren mühsam zusammen erarbeitet haben, gezielter, schneller und vor allem regelmäßig weiterzuentwickeln. Doch bisher scheitern wir an der Suche nach einem passenden Platz – und noch viel mehr an der richtigen Fachperson. Die wenigen Probesitzungen, die wir bisher hatten, waren leider eher enttäuschend.

Vielleicht liegt das auch an meinen hohen Ansprüchen an die Therapeutin oder den Therapeuten: Ich suche jemanden, der bindungsorientiert arbeitet, einen geschlechtergerechten Blick hat, Neurodivergenz versteht und dann noch freie Kapazitäten sowie bezahlbare Konditionen bietet. Eine Nadel im Heuhaufen, so scheint es – aber ich gebe die Hoffnung noch nicht auf.

Nach langem Warten habe ich es immerhin geschafft, an eine **Einzeltherapie** zu kommen, die mir hilft, meine Emotionsregulation und andere spezifische ADHS-Herausforderungen anzugehen. Aktuell arbeite ich daran, meine Achtsamkeit zu verbessern, um von Gefühlen weniger überrollt zu werden.

Zum Glück habe ich Kinder, die außerfamiliär gut betreut werden können und sich auch betreuen lassen. Das ist bei vielen neurodivergenten Familien nicht immer selbstverständlich und gibt meinem Partner und mir die Möglichkeit, kinderfreie Zeit sowohl für uns als auch für unsere Erwerbsarbeit zu nutzen. Außerdem haben wir das Privileg, hin und wieder Unterstützung von weiteren familiären Bezugspersonen oder befreundeten Eltern zu bekommen. Das ist eine enorme Entlastung, die nicht jedem zur Verfügung steht. Manche leben weit entfernt von der Verwandtschaft, andere haben niemanden, der helfen könnte, und für manche Kinder ist es schlicht schwer, ohne ihre primären Bezugspersonen zu sein.

Für all das kann selbstverständlich niemand etwas, und ich wünschte, es wäre gerade für neurodivergente, allein- oder getrennt erziehende sowie pflegende Eltern einfacher, offizielle und vor allem niederschwellige Hilfsangebote zu erhalten. Sei es durch flexible und inklusive Betreuungsangebote oder noch wichtiger: finanzielle Entlastungen. Eine staatlich geförderte Möglichkeit, in besonders pflegeintensiven Jahren Teilzeit bei Vollzeitlohn zu arbeiten, wäre ein sinnvoller erster Schritt.

Und wenn ich schon beim Wünschen bin, möchte ich mit dir eine Liste teilen, die ursprünglich von einer Instagram-Story von Nora Imlau inspiriert wurde. Während ihre Liste sich auf die fünf größten Wünsche von Müttern neurodivergenter Kinder konzentrierte, richtet sich meine direkt an neurodivergente Eltern und ihre ganz eigenen Bedürfnisse.

Make a wish: Was neurodivergente Eltern wirklich brauchen

Lesezeit: 5 Min.

Wunschliste neurodivergenter Eltern

1. **Glaubt uns!** Unsere Herausforderungen sind real, auch wenn sie nicht immer sichtbar sind. Sie gehen weit über das hinaus, was »alle mal ein bisschen haben«. Gut gemeinte Ratschläge, die in neurotypischen Familien funktionieren, helfen uns oft nicht – sie können sogar frustrieren, weil sie nicht umsetzbar sind. Glaubt uns, wir haben schon mehr als genug ausprobiert – unser Problem ist nicht der Mangel an Tipps, sondern dass sie für uns nicht greifen.
2. **Hört auf, nach Schuldigen zu suchen!** Niemand ist »schuld« daran, dass unser Gehirn anders arbeitet. Unser Anderssein ist kein Trend, keine Frage der Erziehung, keine fehlende Disziplin oder mangelnde Selbstorganisation. Wir tun unser Bestes, in einer Umgebung, die uns nicht die besten Bedingungen bietet.

3. **Nehmt Rücksicht!** Es sollte selbstverständlich sein, auf besondere Bedürfnisse einzugehen – und nicht als lästige Ausnahme betrachtet werden. Oft sind es kleine Gesten der Flexibilität oder des Verständnisses, die einen riesigen Unterschied für uns machen.
4. **Hört uns zu!** Wir kennen unsere Kinder und uns selbst am besten. Es hilft enorm, wenn wir mit unseren Einsichten und Strategien ernst genommen werden – ohne das Gefühl, uns ständig rechtfertigen zu müssen oder etwas falsch zu machen.
5. **Unterstützt, statt zu verurteilen!** Unser Alltag verlangt uns oft mehr ab, als man von außen sieht. Manchmal wirkt es vielleicht so, als wären unsere Herausforderungen hausgemacht – doch das sind sie nicht. Schenkt uns Milde und Mitgefühl statt Härte. Denn wir selbst sind schon hart genug zu uns.
6. **Lasst uns echt sein statt angepasst!** Wir brauchen Menschen, bei denen wir nicht maskieren müssen. Die nicht erschrecken, wenn wir unsere Geschichten erzählen. Die uns nicht das Gefühl geben, zu viel oder sonderbar zu sein – sondern uns spüren lassen, dass wir goldrichtig sind. So wie wir wirklich sind.

Diese Wunschliste zeigt einige typische Hürden, mit denen viele neurodivergente Eltern im Alltag kämpfen – oft aufgrund von Vorurteilen oder weil die Sichtbarkeit und das Verständnis für unsere besonderen Lebenssituationen fehlen. Um den Blick nun auf Stärke, Resilienz und Hoffnung zu lenken, möchte ich ausgewählte Kommentare aus meiner Instagram-Community teilen. Sie stammen aus einem Beitrag zur Mutterschaft mit ADHS – sie inspirieren und machen Mut!

Reflexion und persönliches Wachstum

»Ich bin froh, dass ich mir Hilfe gesucht habe und nun eine bessere Mutter sein kann für meinen Sohn. Ich habe realisiert, was meine Probleme waren und arbeite daran, eine ruhigere Person zu sein.«

»Durch die Diagnose kann ich meinen Kindern besser helfen und mich selbst besser verstehen. Es ist eine Erleichterung, meine Herausforderungen jetzt einordnen zu können.«

»Ich habe tatsächlich erst durch meine Kinder erfahren, wie es bei mir selbst aussieht. Es entlastet mich total, dass ich heute verstehe, warum ich so bin, und ich kann mich besser akzeptieren.«

Kreativität und besondere Fähigkeiten

»Ich liebe es, dass ich so kreative Ideen habe und Dinge anders mache als andere Mamas. Meine Kinder genießen es, wie abwechslungsreich unser Alltag dadurch ist.«

»Ich liebe es, meinen Kindern Geschichten zu erzählen, mit ihnen in Abenteuer abzutauchen und dabei meine Kreativität voll auszuleben. Auch wenn es manchmal chaotisch ist, gibt uns das so viel.«

»Mein Kind merkt, dass ich kreativ und anders bin, und das macht uns aus. Es ist schön, dass wir das teilen können.«

Positiver Umgang mit Herausforderungen

»Ich gebe mein Bestes, immer positiv zu sein. Auch wenn es Tage gibt, an denen es schwerfällt, weiß ich, dass mein Kind merkt, wie sehr ich es liebe, und das ist das Wichtigste.«

»Jetzt weiß ich, was mir mein Leben lang gefehlt hat, und ich kann endlich daran arbeiten. Es ist nie zu spät, sich zu verändern.«

»Ich habe gelernt, dass Struktur mir mehr Freiheit verschafft, als dass sie mich einschränkt. Es erleichtert mir meinen Alltag.«

Unterstützung und Gemeinschaft

»Wir führen eine rücksichtsvolle Partnerschaft, und das ist so wertvoll. Mein Mann und ich unterstützen uns gegenseitig, und das gibt mir viel Kraft.«

»Ohne die Unterstützung meines Partners könnte ich vieles nicht schaffen, aber zusammen funktioniert es. Er versteht mich, und das ist so wertvoll.«

»Es hilft so sehr, sich auszutauschen und zu merken, dass man nicht allein ist. Die Community gibt mir so viel Rückhalt und Inspiration.«

Hoffnung für die Zukunft

»Durch meine Diagnose kann ich meinen Sohn (sollte er auch ADHS haben) von Anfang an verständnisvoll unterstützen. Ich habe die Chance, ihm vieles zu erleichtern, was mir schwergefallen ist.«

»Mein Kind sieht, dass wir als Familie anders sind, aber geht damit mit einem gewissen Stolz um. Das macht mich unheimlich glücklich.«

»Ich liebe meine Kinder und egal wie schwer es manchmal ist – sie geben mir so viel zurück. Das macht jede Herausforderung wertvoll.«

Mut und Akzeptanz

»Ich weiß jetzt, dass es nicht an mir liegt, sondern an der Hirnchemie. Das macht so vieles leichter. Ich kann mich jetzt besser annehmen und meinen Weg gehen.«

»Ich habe mich und mein Chaos akzeptiert und gelernt, das Beste daraus zu machen. Ich bin stolz darauf, wie ich als Mama wachse.«

»Auch wenn es schwer ist, würde ich meine Kreativität und meine besonderen Fähigkeiten nicht eintauschen wollen. Das macht mich und meine Familie einzigartig.«

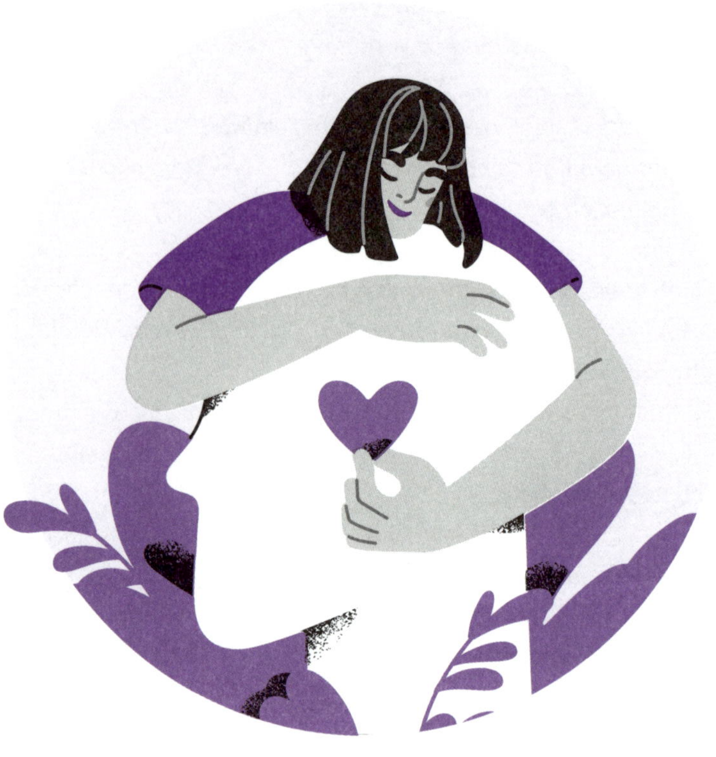

Das Beste zum Schluss: »Anders, aber völlig richtig im Kopf«

Lesezeit: 7 Min.

Am Ende dieses Buches habe ich zwei Anliegen: Ein persönliches: dass dieses Buch dich erreicht, dich ermutigt oder dir neue Perspektiven zeigt, und ein gesellschaftliches: die Hoffnung auf ein inklusiveres Miteinander. Der zweite Punkt ist inspiriert von Prof. Dr. André Zimpel, Diplom-Psychologe und Professor aus Hamburg. Seine Vorträge bringen mich oft zum Lachen – und rühren mich erstaunlich oft auch zu Tränen. Er forscht im Bereich Neurodiversität und beschäftigt sich mit den Grundlagen des Lernens sowie damit, wie Menschen mit besonderen Lernbedürfnissen – darunter neurodivergente Kinder und Erwachsene – bestmöglich unterstützt werden können.

Zimpel interessiert sich vor allem dafür, wie unterschiedliche Denkweisen das Lernen bereichern können. Er setzt sich dafür ein, dass Menschen nicht auf ihre Schwächen reduziert, sondern in ihren individuellen Stärken gefördert werden. Statt Neurodivergenz als Defizit zu betrachten, betont er, dass sie eine wertvolle Bereicherung für unsere Gesellschaft sein kann.

In einem seiner Interviews erklärt er dies mit einem Beispiel aus der Mathematik.[72] Er argumentiert, dass unsere Vorstellung vom Rechnen oft zu eng gefasst ist. Allgemein heißt es, dass eins plus eins immer zwei ergibt. Doch das sei nicht immer logisch: Zwei Flüsse, die zusammenfließen, ergeben einen einzigen Fluss. Zwei Kaninchen können, wenn man sie eine Weile zusammensetzt, eine ganz andere Anzahl ergeben. Somit ergibt eins und eins zwei, weil wir es so festgelegt haben – nicht, weil es die einzig richtige Wahrheit ist. Diese Vereinfachung hilft der Mathematik, und das sollten wir Kindern auch so beibringen, damit sie wissen, dass es auch andere Perspektiven gibt, wir aber nur diese eine verwenden (wollen).

Stattdessen neigen wir dazu, ihnen zu sagen: »Das ist die Norm, und wenn du es anders siehst, liegst du falsch.« Das ist ein gesellschaftliches Problem, das unsere Sicht auf Vielfalt beeinflusst und einschränkt. Neurodiversität ist eine Tatsache: Unser Gehirn besteht aus Milliarden von Zellen, die sich in nahezu unendlich vielen Varianten anordnen und verbinden können. Also können wir mit Sicherheit sagen: Jedes Gehirn gibt es nur ein einziges Mal. Die daraus resultierende Vielfalt des Denkens und der Wahrnehmung nennen wir Neurodiversität.

Innerhalb einer Gesellschaft neurodiverser Menschen wird dann unterschieden, wer den typischen Erwartungen, Standards und Normen entspricht (neurotypisch) und wer davon abweicht (neurodivergent). Diese Einteilung geschieht anhand gesellschaftlicher Maßstäbe – zum Beispiel anhand von Intelligenz, Leistungsfähigkeit, sozialer Anpassung oder bestimmten Verhaltensnormen, die festlegen, was als »typisch« gilt. Es liegt also in unserer Hand, was als Norm gilt.

Wenn ich mich beispielsweise durch eine starke innere Motivation tagelang tief in ein Thema vergrabe und dabei Bedürfnisse wie Schlaf oder Hunger vergesse, könnte das als neurodivergent betrachtet werden – insbesondere als eine Form des Hyperfokus, die oft mit ADHS oder Autismus in Verbindung gebracht wird. Oder wenn mein Reizfilter besonders durchlässig ist und ich in bestimmten Situationen schneller erschöpft bin, sodass nichts mehr geht, entspricht das einer sensorischen Überstimulation, wie sie viele neurodivergente Menschen erleben. In diesen Momenten erfülle ich gewisse gesellschaftliche Erwartungen nicht – und das wird dann als neurodivergent bezeichnet.

Es hängt also davon ab, welche Erwartungen und Normen wir setzen. Was heute als neurodivergent gilt, könnte morgen oder in einer anderen Gesellschaft als neurotypisch angesehen werden. Das nennt man ein »moving target – bewegliches Ziel« – es gibt keine fixen Grenzen für das, was als »normal« gilt. Somit haben wir als Gesellschaft immer Einfluss darauf, wer dazugehört und wer nicht.

Das heißt, dass wir an den Stellschrauben (Standards) drehen können, damit mehr Menschen partizipieren – und das nennt sich Inklusion. Dafür muss die Umgebung so gestaltet sein, dass jeder und jede mitmachen kann, also bekommt, was er oder sie benötigt, um gleichberechtigt teilhaben zu können.

Zimpel sagt sinngemäß, dass er durch seine Forschung mit so vielen Menschen mit Trisomie 21 (Downsyndrom) zu tun hat, dass sie für ihn neurotypisch sind. »Normalität« ist also eine Frage der Perspektive. Wer viele Menschen mit einer bestimmten neurologischen Variante kennt, nimmt sie nicht als »anders« oder »abweichend«, sondern als selbstverständlich wahr. Erst dann fällt auch auf, in wie vielen Bereichen sie fehlen, weil sie ausgeschlossen werden. Wer Vielfalt kennt und erlebt, nimmt sie als gewöhnlichen Teil der Gesellschaft wahr.

Wer Vielfalt ausschließt, schafft künstlich eine Trennung – nicht die Menschen selbst sind das Problem, sondern die Strukturen, die sie ausgrenzen.

Die Neurodiversitätsforschung zeige laut Zimpel: Wo ein Defizit ist, gibt es auf der anderen Seite auch ein Potenzial. Wer in einem Bereich Nachteile hat, bringt in einem anderen oft ganz besondere Stärken mit. Ein Beispiel: Menschen mit LRS (Lese-Rechtschreib-Schwäche) haben Schwierigkeiten beim Lesen und Schreiben, entwickeln aber häufig eine außergewöhnliche Fähigkeit, Nähe beim Sprechen herzustellen.

Zimpel nennt hier Schauspieler*innen, die überdurchschnittlich oft eine LRS haben und oft anders mit Drehbüchern arbeiten – sie lernen ihre Texte freier, setzen sich stärker mit dem Inhalt auseinander und erschaffen dadurch eine besonders authentische Darstellung. Dasselbe zeigt sich bei Vortragenden: Wer starr vom Manuskript abliest, schafft oft Distanz, während freies Sprechen eine tiefere Verbindung zum Publikum herstellen kann.

Doch es wäre ein Missverständnis, daraus abzuleiten, dass (neurodivergente) Menschen immer eine besondere Stärke als »Gegenpol« zu einer Herausforderung haben müssen. Jeder Mensch, ob neurotypisch oder neurodivergent, hat individuelle Fähigkeiten und Grenzen. Nicht jede neurologische Variante bringt ein außergewöhnliches Talent mit sich, das gesellschaftlich anerkannt ist. **Viel wichtiger ist die Erkenntnis, dass alle Menschen – unabhängig von Leistung oder besonderen Fähigkeiten – gleichberechtigt zur Gesellschaft gehören und bedingungslos wertgeschätzt werden sollten.**

Wir leben in einer Welt voller atemberaubender Vielfalt – mit unterschiedlichen Kulturen, Sprachen, Perspektiven und Menschen, die alle auf ihre eigene Weise ticken. Diese Unterschiede sollten wir nicht nur akzeptieren, sondern feiern – auch wenn das von uns manchmal Anpassung verlangt. Denn wahre Inklusion bedeutet, Räume für alle zu öffnen, statt Menschen in Normen zu pressen. Jeder Mensch ist wertvoll. Wenn ich das nicht erkenne, liegt das nicht an diesem Menschen – sondern an meinen eigenen, zu engen Vorstellungen von Wert und Zugehörigkeit.

Schreiben gehört definitiv nicht zu meinen Stärken. Vor fünf Jahren war schon eine E-Mail mit mehr als zwei Zeilen eine Qual. Dann kamen Instagram-Posts, die mich viel Überwindung kosteten. Und jetzt? Jetzt schreibe ich ein Buch – und verlasse dabei meine Komfortzone, lasse mich überall inspirieren, bin unglaublich neugierig – und manchmal etwas zu impulsiv. Sonst hätte ich wohl kaum bei diesem Buchprojekt zugesagt. Ich liebe es, berührende, witzige oder informative Inhalte mit anderen Menschen zu teilen, um sie zu unterstützen, aufzuklären oder einfach zu unterhalten. Also sei bitte nachsichtig, falls dieses Buch literarisch nicht glänzt – der Inhalt kommt von Herzen. Möge es dir eine Abkürzung sein bei der Suche nach Antworten und neuen Wegen.

Ich habe all die Erkenntnisse und Infos zusammengetragen, die mich seit meiner Diagnose entlastet, weitergebracht oder einfach nur erstaunt haben – aus der Perspektive der Mutterschaft, die mir anderswo oft zu kurz kam. Denn genau darum ging es mir von Anfang an: eine Lücke zu schließen, dir das Gefühl zu geben, gesehen zu werden, und vor allem eins mitzugeben: Du bist nicht allein. Vielleicht hast du dich in vielem wiedererkannt, vielleicht nur ein paar Gedanken für dich mitgenommen. Aber du warst dabei – genauso wie ich damals, als ich nach Antworten gesucht habe und dieses Buch vermisst habe. Und dafür danke ich dir.

Idealerweise wäre diese Seite wie frisch gebrühter Kaffee mit dem cremigsten, weichsten Schaum – und ein Moment, in dem du in einer lauten Umgebung das Noise-Cancelling aktivierst.

Du bist nie zu viel.
Nie zu intensiv.
Nie zu emotional.
Nie zu bedürftig.
Nie zu kompliziert.
Nie zu liebevoll.
Nie zu laut.
Nie zu viel.
Und wer dir etwas anderes sagt, meint vielleicht eigentlich, dass nicht du zu viel bist, sondern anderes zu wenig:
Zu wenig Ressourcen vielleicht; zu wenig Empathie, zu wenig Raum.
Zu wenig Wissen, Anerkennung oder Hilfe.
Das ist nicht deine Schuld. Und du musst nicht allen gefallen.
Du bist nie zu viel.

Jasmin Sturm – »Löwenzahnmut«, Farbflausen, 2024

Literatur

Ainsworth, M. D. (2015). *Patterns of Attachment: A Psychological Study of the Strange Situation.* Hove: Psychology Press.

Barkley, R. A. (2005). *ADHD and the nature of self-control.* New York: Guilford Publications.

Boerger, A. (2023). *Kirmes im Kopf.* Köln: Kiepenheuer & Witsch GmbH.

Boussaoud, Y.-S. (2024). *Chaos.* Innsbruck: Haymon Verlag.

Carl, C., Ditrich, I., Koentges, C., Matthies, S. (2022). *Die Welt der Frauen und Mädchen mit AD(H)S.* Weinheim Basel: Beltz.

Gendron, A. (2023). *Der Mini ADHS GUIDE.* Hamburg: Rowohlt.

Heinicke, J. (2022). *Aus dem Bauch heraus. Wir müssen über Mutterschaft sprechen.* München: Goldmann.

Imlau, N. (2024). *Bindung ohne Burnout.* Weinheim Basel: Beltz.

Kirsch, P., Haible-Baer, N. (2024). *Therapie-Tools ADHS im Erwachsenenalter.* Weinheim: Beltz.

Kuschik, K. (2022). *50 Sätze, die das Leben leichter machen: Ein Kompass für mehr innere Souveränität.* Hamburg: Rowohlt.

Mierau, S. (2025). *Emotional Load.* Weinheim Basel: Beltz.

Niechzial, S. (2024). *Ein Kopf voll Gold.* Weinheim Basel: Beltz.

Rietzler, S., Grolimund, F. (2016). *Erfolgreich lernen mit ADHS und ADS.* Göttingen: Hogrefe.

Schön, K. (2024). *Dein Workbook gegen Kopfchaos.* München: Kösel.

Skoglund, L. B. (2023). *ADHD Girls to Women: Getting on the Radar.* London: Jessica Kingsley Publishers.

Empfehlungen

Zum Lesen

Borg Skoglund, L. (2025): *Mädchen und Frauen mit ADHS: Überraschend anders.* Stuttgart: Thieme.

Bücker, T.(2022): *Alle_Zeit: Eine Frage von Macht und Freiheit.* Berlin: Ullstein.

Cammarata, P. (2024): *Musterbruch: Überraschende Lösungen für wirkliche Gleichberechtigung.* Weinheim Basel: Beltz.

Carl, C., Ditrich, I., Koentges, C., Matthies, S. (2022). *Die Welt der Frauen und Mädchen mit AD(H)S: Warum sie so besonders sind und was sie stark macht.* Weinheim Basel: Beltz.

Ditrich, I., Koentges, C., Mannherz, M. (2025). *Die Welt autistischer Frauen und Mädchen: Warum sie anders genau richtig sind.* Weinheim Basel: Beltz.

Lücke, J. (2024). *Für Sorge: Wie Equal Care euer Familienleben rettet.* München: Knaur.

Niechzial, S. (2024). *Ein Kopf voll Gold: Was neurodivergente Kinder brauchen und wie wir sie stärken können.* Weinheim Basel: Beltz.

Zimpel, A.F. (2025). *Wahnsinnig intelligent: Die verborgenen Potenziale neurodivergenter Menschen.* München: Goldmann.

Zum Hören – Podcasts

- *Aller Anfang* von Nora Imlau und Oliver Brauer
- *Hi, Baby! Gemeinsam durchs neurodivergente Familien-Abenteuer* von Isabel Demirel
- *Sensibel Sein* von Dipl. Psych. Brita Sperling
- *Ein Kopf voll Gold* von Saskia Niechzial
- *ADHD Chatter* (englisch) von Alex Partridge
- *BASECAMP auf die Ohren – Digitales und Politik*: Live-Podcast, Folge 17: »Anders, aber völlig richtig im Kopf – Neurodiversität & KI« mit Prof. Dr. André Frank Zimpel

Zum Anschauen auf YouTube

- André Frank Zimpel auf der re:publica 2024: *KI und Neurodiversität*

Zum Ausfüllen

Mental-Load-Test für Paare: https://equalcareday.org/mental-load/

Zum Folgen auf Instagram

- *Kirmes im Kopf*
- *_mein_chaos_und_ich*
- *Neuro_perspektiven*
- *Der_mini_adhs_coach*
- *Adhslers*
- *Farbflausen*
- *Bunte_herbstkinder*
- *Gemeinsam_adhs_begegnen*
- *Adhs_doc*
- *Kiran.deuretzbacher*
- *Wohnzimmer_neurodivers*

Anmerkungen

1 Eine Wortneuschöpfung, die meine Schwester Sarah und ich 2021 entwickelt haben – inspiriert vom englischen Begriff *Matrescence*.

2 Lange, K. W., Reichl, S., Lange, K. M., Tucha, L., Tucha, O. (2010). »The history of attention deficit hyperactivity disorder«. *ADHD Attention Deficit and Hyperactivity Disorders* 2 (4), S. 241–255. doi:10.1007/s12402-010-0045-8

3 Paul Wender Best Paper in the Journal of Clinical Psychiatry Award – ASCP – American Society of Clinical Psychopharmacology; zuletzt geöffnet am 5. März 2025. https://ascpp.org/paul-wender-best-paper-in-the-journal-of-clinical-psychiatry-award/

4 Lange, K. W., Reichl, S., Lange, K. M., Tucha, J., Tucha, O. (2010). »The history of attention deficit hyperactivity disorder«. *ADHD Attention Deficit and Hyperactivity Disorders* 2 (4), S. 241–255. doi:10.1007/s12402-010-0045-8

5 ADHS-Symptome bei Erwachsenen: die Störung wächst mit. Gemeinsam ADHS begegnen; zuletzt geöffnet am 5. März 2025. https://gemeinsam-adhs-begegnen.de/was-ist-adhs/symptome/erwachsene/

6 Stöhlein, B. et al. (2016). »Transition bei ADHS: Kritische Entwicklungsaufgaben und ihre Bewältigung«. *NeuroTransmitter* 27.

7 Martin, J. et al. (2024). »Sex differences in attention-deficit hyperactivity disorder diagnosis and clinical care: a national study of population healthcare records in Wales«. *Journal of Child Psychology and Psychiatry, and Allied Disciplines* 65 (12), S. 1648–1658. doi:10.1111/jcpp.13987

8 Epstein, J. N., Loren, R. E. (2013). »Changes in the Definition of ADHD in DSM-5: Subtle but Important«. *Neuropsychiatry (London)* 3 (5), S. 455–458. doi:10.2217/npy.13.59

9 Bachmann, C. J., Philipsen, A., Hoffmann, F. (2017). »ADHS in Deutschland: Trends in Diagnose und medikamentöser Therapie«. *Deutsches Ärzteblatt* 114, S. 141.

10 Quinn, P. O., Madhoo, M. (2014). »A review of attention-deficit/hyperactivity disorder in women and girls: uncovering this hidden diagnosis«. *The Primary Care Companion for CNS Disorders* 16 (3), PCC.13r01596. doi:10.4088/PCC.13r01596

11 Loomes, R., Hull, L., Mandy, W. P. L. (2017). »What Is the Male-to-Female Ratio in Autism Spectrum Disorder? A Systematic Review and Meta-Analysis«. *Journal of the American Academy of Child & Adolescent Psychiatry* 56 (6), S. 466–474.

12 www.zi-mannheim.de/forschung/abteilungen-ags-institute/psychiatrie/arbeitsgruppen-psychiatrie/adhs-erw.html

13 Bachmann, C. J., Philipsen, A., Hoffmann, F. (2017). »ADHS in Deutschland: Trends in Diagnose und medikamentöser Therapie«. *Deutsches Ärzteblatt* 114, S. 141.

14 Schwenkenbrecher, J. »Menschen mit ADHS sterben bis zu zehn Jahre früher«. *Zeit Online* 24. Januar 2025.

15 Kirsch, P., Haible-Baer, N. (2021). *Therapie-Tools ADHS im Erwachsenenalter.* Beltz.

16 Brauer, O. und Imlau, N. (21.10.2024). »Frau Gefühlsstark und die Neurodivergenz« [Audio-Podcast-Episode]. *Aller Anfang.*

17 Orchard, E. R. R et al. (2023). »Matrescence: lifetime impact of motherhood on cognition and the brain«. *Trends in Cognitive Sciences* 27 (3), S. 302–316. doi:10.1016/j.tics.2022.12.002

18 Carmona, S. et al. (2019). »Pregnancy and adolescence entail similar neuroanatomical adaptations: A comparative analysis of cerebral morphometric changes«. *Human Brain Mapping* 40 (7), S. 2143–2152. doi:10.1002/hbm.24513

19 Catenaccio, E., Mu, W., Lipton, M. L. (2016). »Estrogen- and progesterone-mediated structural neuroplasticity in women: evidence from neuroimaging«. *Brain Structure & Function* 221 (8), S. 3845–3867. DOI:10.1007/s00429-016-1197-x. PMID: 26 897 178; PMCID: PMC5679703.

20 Dorani, F. et al. (2021). »Prevalence of hormone-related mood disorder symptoms in women with ADHD«. *Journal of Psychiatric Research* 133, S. 10–15. doi:10.1016/j.jpsychires.2020.12.005. https://pubmed.ncbi.nlm.nih.gov/33302160/

21 Eng, A. G. et. al. (2024). »Attention-deficit/hyperactivity disorder and the menstrual cycle: Theory and evidence«. *Hormones and behavior* 158: 105 466. doi:10.1016/j.yhbeh.2023.105466

22 Layne Rodgers, A. »Hormonal Changes & ADHD: A Lifelong Tug-of-War«. *ADDitude* 1. Mai 2023. www.additudemag.com/hormonal-changes-adhd-puberty-postpartum-menopause-andropause/

23 https://womensmentalhealth.org/posts/should-we-adjust-stimulant-dosage-premenstrually/

24 www.additudemag.com/hormonal-changes-adhd-puberty-postpartum-menopause-andropause/

25 de Jong, M. et al. »Female-specific pharmacotherapy in ADHD: premenstrual adjustment of psychostimulant dosage«. *Frontiers in Psychiatry* 141 306 194, 13. Dezember 2023. doi:10.3389/fpsyt.2023.1306194

26 Bachmann, M. *Autismus und ADHS*, S. 10. https://gemeinsam-adhs-begegnen.de/wp-content/uploads/2024/03/Patienteninformation_Autismus-und-ADHS.pdf

27 Djossa, E. »What Causes Mommy Brain? The Role of the Invisible Load on Forgetfulness and Brain Fog«, 17. Januar 2024. www.momwell.com/blog/what-causes-mommy-brain

28 Crittenden, A., Marlowe, F. (2013). »Cooperative Child Care among the Hadza: Situating Multiple Attachment in Evolutionary Context«, Kapitel 2. www.researchgate.net/publication/279853234_Chapter_2_Cooperative_Child_Care_among_the_Hadza_Situating_Multiple_Attachment_in_Evolutionary_Context

29 Chaudhary, N., Swanepoel, A. (2023). »Editorial Perspective: What can we learn from hunter – gatherers about children's mental health? An evolutionary perspective«. *Journal of Child Psychology and Psychiatry* 64 (10), S. 1522–1525. https://acamh.onlinelibrary.wiley.com/doi/pdf/10.1111/jcpp.13773

30 Plattform aus Großbritannien, die sich auf Neurodivergenz spezialisiert hat und einen Test zum Masking anbietet: https://neurodirect.co.uk/screening-tests/online-autism-tests/cat-q-test/

31 Alaghband-rad, J., Hajikarim-Hamedani, A., Motamed, M. »Frontiers in Psychiatry: Camouflage and masking behavior in adult autism«, 16. März 2023. www.frontiersin.org/journals/psychiatry/articles/10.3389/fpsyt.2023.1108110

32 Ebd.

33 »Girls are better at masking autism than boys«, 1. April 2017. www.universiteitleiden.nl/en/news/2017/04/girls-are-better-at-masking-autism-than-boys?

34 »Masking«. National Autistic Society. www.autism.org.uk/advice-and-guidance/topics/behaviour/masking

35 Children and Screens: Institute of Digital Media and Child Development, Video mit Transkript. »Media usage for sensory regulation by neurodivergent youth«. www.childrenandscreens.org/learn-explore/research/media-use-for-sensory-regulation-by-neurodivergent-youth/

36 Imlau, N. (2024). *Bindung ohne Burnout.* Beltz.

37 Frye, D. »Children with ADHD Avoid Failure and Punishment More Than Others, Study Says«. *ADDitude* 28. September 2016. www.additudemag.com/children-with-adhd-avoid-failure-punishment/

38 Michalak, J., Heidenreich, T., Ströhle, G., Nachtifall, C. (2008). »Die deutsche Version der Mindful Attention and Awareness Scale (MAAS)«. *Zeitschrift für Klinische Psychologie und Psychotherapie* 37 (3), S. 200–208.

39 Ebd.

40 Miksch, A. (2024). »Achtsamkeit und Gesundheitsförderung«, in: Bundeszentrale für gesundheitliche Aufklärung (BZgA) (Hrsg.).

Leitbegriffe der Gesundheitsförderung und Prävention. Glossar zu Konzepten, Strategien und Methoden. https://doi.org/10.17623/BZGA:Q4-i165-1.0

41 Turpyn, C. C. et al. (2021). »Affective Neural Mechanisms of a Parenting-Focused Mindfulness Intervention«. *Mindfulness* 12 (2), S. 392–404. doi:10.1007/s12671-019-01118-6, https://pmc.ncbi.nlm.nih.gov/articles/PMC7962669/pdf/nihms-1525033.pdf

42 Egan, V. et al. (2020). »Individual differences, ADHD, adult pathological demand avoidance, and delinquency«. *Research in Developmental Disabilities* 105, 103 733. doi:10.1016/j.ridd.2020.103733

43 https://pda-autismus-verein.org/was-ist-pda/

44 Barkley, R. A. (2006). *ADHD and the Nature of Self-Control*. New York: Guilford Press.

45 Skoglund, L. (2023). *ADHD Girls and Women: Getting on the Radar*. Jessica Kingsley Publishers.

46 Schiller, C. et al. »Reproductive Steroid Regulation of Mood and Behavior«, *Comprehensive Physiology* 8 (3), S. 1135–60. 13. Juni 2016. doi:10.1002/cphy.c150014, https://pmc.ncbi.nlm.nih.gov/articles/PMC6309888/

47 Renz-Polster, H. (o. J.) *Bindungstheorie – gestern und heute*, https://www.kinder-verstehen.de/mein-werk/blog/bindungstheorie-gestern-und-heute/. [zuletzt aufgerufen am 07.04.2025].

48 Roisman, G. L. et al. (2002). »Earned-secure attachment status in retrospect and prospect«. *Child Development* 73 (4), S. 1204–19. doi:10.1111/1467-8624.00467, https://pubmed.ncbi.nlm.nih.gov/12146743/

49 Ainsworth, M. D. S., Blehar, M. C., Waters, E., Wall, S. (1978). *Patterns of attachment: A psychological study of the strange situation.* Lawrence Erlbaum.

50 Syrjänen, M. et al. (2019). »Attachment and sensitivity among parents with ADHD – a multiple-case study«. *Emotional and Behavioural Difficulties* 24 (2), S. 156–166. doi:10.1080/13632752.2019.1602985, www.tandfonline.com/doi/full/10.1080/13632752.2019.1602985

51 Bondü, R., Esser, G. (2015). »Justice and rejection sensitivity in children and adolescents with ADHD symptoms«. *European Child & Adolescent Psychiatry* 24, S. 185–198. https://doi.org/10.1007/s00787-014-0560-9

52 Carder, K. »I have ADHD Podcast«. Folge 303 *Boredom feels like PAIN?! The ADHD Brain Explained with Dr. Marcy Caldwell*, Minute 28.

53 www.adhspedia.de/wiki/Rejection_Sensitive_Dysphoria

54 https://psychology.columbia.edu/sites/default/files/2016-11/merp.pdf?

55 https://berenson.sites.gettysburg.edu/wp-content/uploads/2018/02/ARSQ-scoring-1.pdf

56 Ginapp, C. M., Greenberg, N. R., MacDonald-Gagnon, G., Angarita, G. A., Bold, K. W., Potenza, M. N. »›Dysregulated not deficit‹: A qualitative study on symptomatology of ADHD in young adults«. *PLoS One* 12. Oktober 2023 18 (10), e0292721. doi:10.1371/journal.pone.0292721. PMID: 37 824 501; PMCID: PMC10569543.
57 www.spektrumfrau.de/post/emotionale-dysregulation
58 Feldman, S., Downey, G. (1994). »Rejection sensitivity as a mediator of the impact of childhood exposure to family violence on adult attachment behavior«. *Development and Psychopathology* 6 (1), S. 231–47. doi:10.1017/S0954579400005976. PMID: 23 438 329.
59 Rejection Sensitivity Questionnaire, Adult version (A-RSQ). https://berenson.sites.gettysburg.edu/wp-content/uploads/2018/02/ARSQ-scoring-1.pdf
60 LAOP Editorial Team. »Rejection Sensitivity: Causes, Symptoms, Impact and Treatment« 14. Dezember 2024. https://laopcenter.com/mental-health/symptoms/rejection-sensitivity/?
61 https://health.clevelandclinic.org/halt-hungry-angry-lonely-tired?
62 Kirsch, P., Haible-Baer, N. (2021). *Therapie-Tools ADHS im Erwachsenenalter.* Beltz.
63 www.frontiersin.org/journals/psychiatry/articles/10.3389/fpsyt.2024.1277583/full
64 Lally, P., van Jaarsveld, C. H. M., Potts, H. W. W., Wardle, J. (2009). »How are habits formed: Modelling habit formation in the real world«. *European Journal of Social Psychology* 40 (6), S. 998–1009. DOI:10.1002/ejsp.674
65 Schön, K. (2024). *Dein Workbook gegen Kopfchaos.* Kösel, S. 25.
66 www.adxs.org/de/page/175/diagnostische-adhs-symptome-nach-dsm-icd-wender-utah-ua?
67 Imlau, N. (2024). *Bindung ohne Burnout.* Beltz, S. 30.
68 Maté, G.: *Safety is not a Lack of Threat, But The Presence of Connection.* www.youtube.com/watch?v=1DkRVkQs-sY
69 www.cochranelibrary.com/cdsr/doi/10.1002/14651858.CD012449.pub2/full?highlightAbstract=bohrens%7Cbohren%7C2017
70 https://equalcareday.org/mental-load/
71 https://publicexchange.usc.edu/wp-content/uploads/2024/11/PX_FairPlay-Final-Report_Dec2024.pdf
72 www.youtube.com/watch?v=wao5Aiz3_8A